普通高等教育"十三五"规划教材

药学实验教程

钟方丽　陈　帅　主编

PHARMACEUTICAL
EXPERIMENT COURSE

化学工业出版社

·北京·

本书内容包括概论、药理学实验、药物化学实验、药物分析实验、天然药物化学实验、生物制药基础实验、制药工艺实验、制剂工艺实验、生物制药工艺学实验 9 个部分，覆盖药理学、药物化学、药物分析学、药剂学、生物制药等领域。

本书可供高等院校制药工程、药物制剂、生物制药专业师生作为教材使用，还可供相关专业技术人员参考阅读。

图书在版编目（CIP）数据

药学实验教程/钟方丽，陈帅主编.—北京：化学工业出版社，2017.12（2023.9 重印）
普通高等教育"十三五"规划教材
ISBN 978-7-122-30790-3

Ⅰ.①药⋯　Ⅱ.①钟⋯②陈⋯　Ⅲ.①药物学-实验-高等学校-教材　Ⅳ.①R9-33

中国版本图书馆 CIP 数据核字（2017）第 253692 号

责任编辑：满悦芝　　　　　　　　　　　　文字编辑：孙凤英
责任校对：宋　夏　　　　　　　　　　　　装帧设计：张　辉

出版发行：化学工业出版社（北京市东城区青年湖南街 13 号　邮政编码 100011）
印　　装：北京印刷集团有限责任公司
710mm×1000mm　1/16　印张 8½　字数 201 千字　2023 年 9 月北京第 1 版第 2 次印刷

购书咨询：010-64518888　　　　　　　　售后服务：010-64518899
网　　址：http://www.cip.com.cn
凡购买本书，如有缺损质量问题，本社销售中心负责调换。

定　　价：39.80 元　　　　　　　　　　　版权所有　违者必究

前言

本书是面向工科院校药学类专业的实验教材，主要依据工科院校药学类专业培养目标及其所属学科实验教学大纲的要求而编写。本书侧重于药学类专业相关基础实验知识和专业实验技能的介绍。药学专业基础实验知识主要包括：药学机能实验、药物化学实验、药物分析实验和生物制药基础实验。药学专业实验技能主要介绍了制药工艺实验、制剂工艺实验、生物制药工艺学实验三大类实验。

本书由吉林化工学院长期承担药学类专业实验教学的全体教师共同编写完成，可以作为工科院校制药工程、药物制剂和生物制药等专业本科生的实验教材。第一章（概论）、第七章（制药工艺实验）由陈帅老师编写，第二章（药理学实验）由张艳老师编写，第三章（药物化学实验）由钟方丽老师编写，第四章（药物分析实验）由王慧竹老师编写，第五章（天然药物化学实验）由王亚红老师编写，第六章（生物制药基础实验）由薛健飞老师编写，第八章（制剂工艺实验）由曲小姝老师编写，第九章（生物制药工艺学实验）由崔浩老师编写。

本书体现了工科院校药学类专业实验教学的基本特点，旨在通过药学类专业学生实验基础知识和基本操作技能的培养和训练，激发学生进行科学研究的兴趣，开发学生的创造性思维，提高学生分析、解决复杂问题的能力。

由于时间和水平所限，书中疏漏之处在所难免，敬请读者批评指正。

编　者
2017 年 12 月

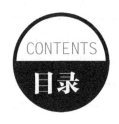

CONTENTS
目录

概论

Chapter 01

药学及相关专业的实验大多是有机化学实验，在实验中经常要使用一些易燃、具有腐蚀性的化学药品，因而很容易发生着火、化学灼伤等事故；同时，由于玻璃仪器、电器设备等的使用不当也会造成各类事故。一旦发生事故，不仅实验者自身会受到伤害，而且还可能危及他人，因此实验人员必须了解实验的安全知识，切实掌握并执行实验室安全操作规定。

第一节　实验室安全

一、实验室注意事项

（1）进入实验室应穿实验服（处理腐蚀性或可燃性物质时要穿防护衣），避免穿有宽松袖子和袖口的衣服，避免穿拖鞋、短裤等裸露皮肤的服装。

（2）进入实验室应了解实验室的环境，如防火工具、安全喷淋装置、电器开关的位置等。

（3）有可能发生危险的实验，应做好防护措施再进行操作，如戴防护手套、眼镜、面罩等，有刺激性或毒性的实验操作必须在通风橱内进行，涉及挥发性和易燃物质的实验，应在离火源较远的地方进行，并尽可能在通风橱内进行。

（4）实验开始前应仔细检查仪器是否完好无损，装置是否稳妥，实验进行时不可擅自离开岗位，并应该随时注意反应情况，仪器和装置是否有破裂、漏气等现象。

（5）使用药品或试剂之前必须了解其特性，如可燃性、挥发性、毒性、溶解性等，并按照规定安全量取用药品或试剂。

二、常见安全事故的预防和处理

1. 火灾的预防和处理

常用易燃物质有：石油醚、乙醚、二甲醚、戊烷、己烷、异戊烷、丙酮、乙酸乙酯、乙腈、吡啶、氢气、乙炔、乙醛、二硫化碳、红磷、镁粉、金属钠等。预防火灾应该注意以下几点：

（1）避免在实验中使用明火。

（2）盛易燃有机溶剂的容器不得靠近火源，数量较多的易燃有机溶剂应放在危险物品专用柜内。

（3）不能用明火直接加热蒸馏易燃液体。油浴时，应严防冷凝水溅入油锅，导致油外溅到热源而引起火灾。

（4）不能将易燃溶剂倒入废液缸中，不能用敞口容器盛放或加热易燃溶剂，倾倒溶剂应远离火源，并尽量在通风橱中进行。

（5）实验过程中应防止或减少易燃气体的外逸，且注意室内通风，及时排出室内有机蒸气。

一旦实验室发生了火灾事故，应沉着冷静并及时采取措施，避免事故的扩大。首先，应立即切断电源，移开未着火的易燃物，然后根据易燃物的性质和火势，使用各类灭火器从火的四周向中心灭火。电器、油浴和有机溶剂着火时切忌用水浇，以免造成触电或使火势扩大，在灭火的过程中一定要保证自己的人身安全，衣服着火应立即用湿棉布覆盖着火处或脱衣，也可卧地打滚或立即到安全喷淋头下喷淋灭火。

2. 爆炸的预防和处理

实验室常见的易爆物品有：有机过氧化物、重氮化合物、叠氮化合物、芳香族多硝基化合物、硝酸酯、硝基化合物、重金属的炔化物等。不规范的实验操作，如系统内压与装置的设计压力不符合也会导致爆炸，因此在实验过程中应该注意以下几点：

（1）常压操作时，切勿在封闭系统内进行加热或反应，在反应进行时，必须经常检查仪器装置的各部分有无堵塞现象。

（2）减压蒸馏时，不得使用机械强度不大的仪器（如锥形瓶、平底烧瓶、薄壁试管等）。必要时，戴上防护面罩或防护眼镜。

（3）加压操作时，应经常注意系统内压力有无超过安全负荷，以免产生爆炸的危险。

（4）遇氧化剂会发生爆炸或燃烧的有机物，在存放时，应将氧化剂与有机物分开。

3. 灼伤和中毒的预防和处理

实验室中常见的有毒或强烈刺激性的物质：氯气、溴、二硫化碳、一氧化碳、四氯甲烷、硝基甲烷、氢氰酸、氰化钠、甲醛、甲酸、甲醇、二甲苯、甲苯、苯、苦味酸、苯酚等。在实验过程中，接触和使用一些有毒物质是不可避免的，为了人身安全，需注意以下几点：

（1）毒物、剧毒物要装入密封容器，贴好标签，放在专用的药品架上保管，并做好出纳登记，万一被盗窃时，必须立刻报告老师。

（2）尽量避免化学品接触皮肤，实验完毕后立即洗手，避免吸入化学物品及溶剂的烟雾和蒸气，嗅闻任何化学品都需谨慎。

（3）实验室应保持良好通风状态。敞口操作应在通风橱内进行，必要时戴防护物品。化学物品一旦溅出应立即清除，尽量避免有机蒸气扩散到实验室中。

一些灼伤和中毒事故急救方法如下：

（1）吸入少量刺蒸气或氯气时，可用碳酸氢钠溶液漱口，再吸入少量酒精和乙醚的混合蒸气以解毒。

（2）吸入少量刺激性或毒性气体时，应立即到空气新鲜的地方休息，最好是平卧。

（3）被酸碱灼伤应立即用大量水冲洗，再用1％碳酸氢钠或1％硼酸或乙酸溶液清洗，最后涂上油膏。

（4）被溴灼伤时应先用肥皂和水冲洗，然后用石油醚擦洗，再用2％硫代硫酸钠溶液洗至伤口呈白色，最后用甘油涂擦，敷上烫伤油膏。

（5）误食刺激性或神经性毒物，应先饮牛奶或蛋清使之立即冲洗和缓和，再用一大匙硫酸镁溶于一杯水中催吐。

对于一些中毒现象较严重者或灼伤较严重者应立即送往医院治疗。

4. 烫伤、冻伤和割伤的预防和处理

在实验过程中经常遇到需要高温处理或低温处理的情况，如果操作不谨慎，则很有可能会烫伤或冻伤。因此在操作的过程中一定要格外小心、规范，必要时戴上干燥的防护手套。若不小心烫伤应涂上油膏，冻伤时立即将冻伤部位放入温水中，若情况严重应立即就医。

在使用玻璃仪器时，若操作不当则容易割伤，若为一般轻伤，应及时挤出污血，洗净伤口，再涂上碘酒，若为大伤口，应立即用绷带扎紧伤口上部，使伤口停止流血，送医诊治。

三、危险化学品的使用和保存

危险化学品主要包括着火性物质、易燃性物质、爆炸性物质、有毒性物质四大类。其中主要危险化学品的使用和保存都必须遵守相关的法令规定。在使用之前必须了解其性质及其危险性，预先考虑到发生灾害、事故时的防护手段，并做好周密的准备。使用时应严格按照操作规范进行，以保障自己和他人的安全。处理有毒药品及含有毒物的废弃物时，必须考虑避免引起环境污染。

通常，危险化学品必须避免阳光照射，储藏于阴凉的地方，注意不要混入异物，并且必须与火源或热源隔开。储藏大量危险物质时，必须按照有关法令的规定，分类保存于储藏库内。具有特殊性质的物质还应按其性质进行特殊的处理或保管。毒物及剧毒物需放于专用药品架上保管。当危险药品丢失或被盗时，由于有发生事故的危险，必须及时报告主管领导。

第二节　实验基本要求

一、实验记录

做好实验记录是每一个实验人员必备的基本素质，实验记录应记在专门的实验记录本上，实验记录本应有连续页码。所有观察到的现象、实验时间、原始数据、操作和后处理方法、步骤均应及时、准确、详细地记录在实验记录本上，并签名，以保证实验记录的完整性、连续性和原始性。将实验情况记录在便条纸、餐巾纸、纸巾等容易遗失或损失的地方的做法都是错误的。实验前，对所做的实验应该充分做好预习工作，反应的原理、可能发生的副反应、反应机制、实验操作的原理和方法、产物提纯的原理和方法、注意事项及实验中可能出现的危险及处置办法等均应给出详细的预习工作报告。同时还要了解反应中化学试剂的用量，对化学试剂和溶剂的理化常数等要记录在案，以便查询。

二、实验报告

实验报告是总结实验进行的情况、分析实验中出现的问题、整理归纳实验结果的必不可少的环节，也是把直接的感性认识提高到理性思维阶段的有效措施。因此必须认真地写好实验报告。实验报告一般包括以下8个部分。

1. 目的要求

只有明确实验的目的和具体要求，才能更好地理解实验依据及操作的规范，达到预期的实验效果。

2. 实验原理

清楚理解实验原理，可以帮助学生判断实验（反应）进行情况，选择合适的反应条件和仪器装置，掌握操作中的关键环节。

3. 原（材料）料及用量规格

实验过程用到的原材料，其名称、用量、规格要在实验报告上清楚列出。原料用量通常用质量和物质的量表示，若为液体还需换算出相应的体积。这样可以清楚地看出原料中哪一个过量及过量多少，便于计算理论产量和产率，同时对液体药品也便于量取。

4. 仪器装置

根据实验目的、实验原理和原料用量等选择合适的仪器，设计出正确的实验装置，并认真绘制实验所需的主要仪器装置图，这是正确使用仪器和科学进行实验操作的重要环节。

5. 实验步骤

根据文献或讲义上的实验操作简要写出实验步骤，这是实验能够顺利进行的重要前提，掌握好实验过程中关键的和应注意的问题，防止操作步骤的遗漏、颠倒等错误的出现。

6. 实验记录

及时、准确和工整地记下原料的用量和规格，实验中自己所控制的条件（如温度、压力、催化剂、时间等），出现的各种现象（如颜色的变化、温度的升降、气味的产生和消除、沉淀的生成和溶解等）及产品和副产品的质量（如颜色、沸点、熔点、结晶形状等），并对实验中发生的现象加以解释。做好实验记录十分重要，它既可训练学生真实、正确地反映客观实际的能力和培养分析、解决问题的能力，又便于检查实验成功和失败的原因，培养实事求是的科学态度和严谨的学风。

7. 实验结果（产率计算）

实验结果是实验报告的一个重要组成部分，实验的好坏、成功与否都可以从实验结果中直观地反映出来。对于一些定性实验，只要求能够正确描述实验现象与结果，而对于多数的药学实验都要求以产率的形式描述实验结果。实验过程中得到的纯粹产物的量为实际产量，简称产量。理论产量是假定反应物完全转化成产物而根据反应方程式计算出来的产量，实际产量与理论产量的比值即为产率。

8. 问题讨论

写下自己对本次实验的心得和体会，即在理论和实验操作上有哪些收获，对实验操作和仪器装置等改进的建议以及实验中的疑难问题等。通过问题讨论，可以达到总结、巩固和提高的目的。例如实验效果不理想或完全失败了，在问题讨论中就可分析其原因，是反应条件未控制好，还是分离提纯操作未掌握等，找出原因，就会对实验有更深的了解，也达到了实验的目的。

参考文献

[1] 伍焜贤.有机化学实验 [M].北京：中国医药科技出版社，1998：1-27.

[2] 惠春.药物化学实验 [M].第 2 版.北京：中国医药科技出版社，2006：2-11.

药理学实验

Chapter 02

药理学是一门研究药物和机体（病原体）相互作用及其作用规律的实验性药学学科。药理学实验是药理学教学的一个重要组成部分，其目的在于通过实验，使学生掌握药理学实验的基本技能，了解获得药理学知识的科学途径，为今后进行的药学科研工作打下基础。

第一节　常用动物的基本操作

药理学实验常用的动物有小鼠、大鼠、豚鼠、家兔、猫、犬、蛙、蟾蜍等。根据不同实验动物的特点选择合理的实验动物，是保证药理学实验成功的一个重要因素。

一、常用实验动物的捉拿与固定

正确掌握动物捉拿固定的方法，可以防止动物过度挣扎或受损伤而影响实验观察效果，并可避免实验者被咬伤，从而保证实验的顺利进行。

1. 小鼠

小鼠是实验室常用的实验动物之一，性情温顺。抓取时先将小鼠放在粗糙物（如鼠笼）上面，用右手提起鼠尾，将小鼠轻轻向后拉，这样可使小鼠前肢抓住粗糙面不动，用左手拇指和食指捏住鼠头皮肤和双耳，其余三指和掌心夹住其背部皮肤及尾部，这样小鼠便可被完全固定在左手中，此时右手可进行注射或其他实验操作。

2. 大鼠

大鼠与小鼠相似，一般实验的目测条件同小鼠，饲养方便，有较强的繁殖力。大鼠的捉拿固定方法基本上与小鼠相同。由于大鼠比小鼠体积大、牙尖、性猛，不易用袭击的方式抓取。为防大鼠在惊恐或激怒时咬伤手指，实验者应戴上棉手套或帆布手套，先用右手将鼠尾提起，放在粗糙物上，向后轻拉鼠尾，使其不动，再用左手拇指、食指捏住其头颈部皮肤，其余三指和手掌固定鼠体，使其头、颈、腹呈一条直线，此时右手可进行注射或其他实验操作。

3. 家兔

家兔温顺、易饲养。抓取时一手轻轻将兔背部提起，另一手托其臀部，使其躯干的重量大部分集中在该手上，然后按实验需要将兔固定成各种姿势。注意抓兔时不要单提两耳，因为兔耳不能承受全身重量，易造成家兔疼痛而引起挣扎，因此单提兔耳，捉拿四肢，提抓腰部和背部都是不正确的抓法。

4. 豚鼠

豚鼠性情温和，胆小，易饲养管理，但较娇气，捉拿力量较大时易窒息致死。抓取幼小豚鼠时，只需用双手捧起来。对体型较大的豚鼠，先用一只手的手掌迅速扣住鼠背，抓住其肩胛上方，以拇指和食指环握颈部，另一只手托住其臀部。

5. 青蛙和蟾蜍

青蛙和蟾蜍不伤人，较易饲养、管理。捉拿时用左手握住动物，以食指和中指夹住一侧前肢，大拇指压住另一前肢，用右手协助，将两后肢拉直，左手无名指和小指将其压住固定。注意在抓取蟾蜍时，切勿挤压其两侧耳部突起的毒腺，以免毒液喷出。

二、实验动物的编号

在动物实验时，常常需要将动物做上不同的标记加以区别。常用的编号标记方法有染色法、挂牌法、打号法、针刺法、剪毛法和烙印法等。

1. 染色法

染色法是药理学实验中最常使用的方法。根据实验需要，用化学试剂涂染动物背部或四肢的皮毛，不同的部位代表不同的编号。常用染色的化学试剂如下。黄色：3%～5%苦味酸溶液。咖啡色：20%硝酸银溶液。红色：0.5%中性红或品红溶液。黑色：煤焦油的酒精溶液。该法适用于小鼠、大鼠和豚鼠等小型动物。

2. 针刺法

用七号或八号针头蘸取少量碳素墨水，在耳部、前后肢以及尾部等处刺入皮下，在受刺部位留有一黑色标记。该法适用于小鼠、大鼠、豚鼠等。在实验动物数量少的情况下，也可用于兔、狗等动物。

3. 挂牌法、打号法及剪毛法

挂牌法是将号码烙压在铝或不锈钢的金属牌上，或烙在拴动物颈部的皮带上，固定在动物颈部。打号法是用耳号钳将号码打在动物耳朵上。剪毛法是用剪毛刀在动物一侧或背部剪出号码，此法编号清楚、可靠，但只适于短期观察。三种方法均适用于兔、狗等大型动物。

三、实验动物的给药方法和给药途径

在动物实验中，为了观察药物对机体功能、代谢及形态造成的变化，常需要将药物注入动物体内。给药的途径和方法多种多样，可根据实验目的、实验动物种类和药物剂型、剂量等情况确定。

1. 小鼠

（1）灌胃法　左手捉住小鼠，使其腹部朝上，右手持小鼠灌胃器，先从口角将灌胃管插入口腔，然后向后上方压迫小鼠头部，使口腔与食道呈一直线，再将灌胃管沿着上颚壁轻轻推入食道。推进约 2～3cm 时可稍感有阻力，表明灌胃管前部已到达膈肌，此时即可推进注射器进行灌胃。若推注困难，应抽出重插，避免误入气管导致小鼠立即死亡。一次灌药量为（以体重计）0.1～0.3mL/10g。

（2）皮下注射法　通常选择背部皮下注射，操作时轻轻拉起背部皮肤，将注射针刺入皮下，把针尖向左右摆动，易摆动说明针尖确已刺入皮下，然后注射药液；拔针时，以手捏住针刺部位，防止药液外漏，一次注射量为 0.1～0.3mL/10g。

（3）腹腔注射法　左手固定小鼠，腹部向上，头向下，选择腹部的左、右下外侧 1/4 的部位。右手将注射器针头与皮肤呈 45°角刺入腹肌，沿皮下向前推进 3～5mm，感觉抵抗力消失后可注入药液，一次注射量为 0.1～0.2mL/10g。

（4）静脉注射法　一般选用鼠尾巴左右两侧的静脉注射。将鼠固定，露出尾巴，用温水浸泡或用 75% 的酒精棉球擦拭尾部，使血管充血，推注药液时若无阻力表明针头确已在血管内，若注射时阻力增大或出现隆起的白色皮丘，表明未注入血管，应拔出针头重新向尾根部移动注射。需反复尾部静脉注射给药时，应从鼠尾端静脉开始注射，按次序向尾根部静脉移动。一次注射量为 0.05～0.1mL/10g。

2. 大鼠

（1）灌胃法　灌胃法与小鼠的操作相类似，用左手以捉拿固定法握住大鼠，仅采用安装在 5～10mL 注射器上的金属灌胃管（长 6～8cm，直径 1.2mm，尖端为球状的金属灌胃管）。一次灌药量为 1～2mL/100g。

（2）皮下注射法　注射部位可选择背部或大腿外侧，操作时轻轻拉起注射部位皮肤，将注射针头刺入注射部位皮下，一次注射药量为 1mL/100g。

（3）静脉注射法　清醒大鼠可采用尾静脉注射，方法同小鼠；麻醉大鼠可从舌下静脉给药，也可将大鼠腹股沟切开，从股静脉注射药物。

3. 兔

（1）灌胃法　家兔灌胃需要两人合作，一人就座，将家兔的躯体夹于两腿之间，左手紧握双耳固定头部，右手抓住双前肢固定前身。另一人将兔开口器横放在家兔的上下颌之间，固定于舌头之上，然后把合适的导尿管经开口器中的小孔，沿上颚壁慢慢插入食道约 15～18cm，此时可将导尿管外口端置于一杯清水中，若无气泡逸出，说明确已插入食道，这时可用注射器注入药液，然后用少许清水冲洗导尿管，灌胃完毕，应先捏闭导尿管外口，拔出导尿管，再取出开口器。

（2）静脉注射法　注射部位一般采取耳缘静脉，可用酒精棉球涂擦耳部边缘静脉部位的皮肤，或用电灯泡烘烤兔耳使血管扩张，以左手食指放在耳下将兔耳垫起，并以拇指按住耳缘部分，右手持注射器，针头经皮下，沿皮下向前推进少许再刺入血管，注射时若无阻力或无发生局部皮肤发白隆起现象，说明针头在血管内，可注射药液，注射完毕压住针眼，拔去针头，继续压迫数分钟止血。

四、实验动物的处死方法

当实验中途停止或结束时，实验者应站在实验动物的立场上，以人道的原则去处置动物，原则上不给实验动物任何恐怖和痛苦，也就是要施行安乐死。安乐死是指实验动物在没有痛苦感觉的情况下死去。实验动物安乐死方法的选择取决于动物的种类。

1. 大鼠和小鼠

（1）颈椎脱臼法　右手抓住鼠尾用力向后拉，同时左手拇指与食指用力向下按住鼠头。将脊髓与脑髓拉断，鼠便立即死亡。

（2）断头法　用剪刀或断头铡在鼠颈部将鼠头剪掉，鼠立即死亡。

（3）击打法　右手抓住鼠尾，提起，用力摔击其头部，鼠痉挛后立即死去。或用木槌用力击打鼠头部也可致死。

（4）急性大出血法　可采用眼眶动脉和静脉急性大量失血的方法使鼠立即死亡。

（5）药物致死法　吸入一定量的一氧化碳、乙醚、氯仿等均可使动物致死。

2. 狗、兔、豚鼠

（1）空气栓塞法　向动物静脉内注入一定量的空气，使之发生栓塞而死。当空气注入静脉后，可在右心随着心脏的跳动使空气与血液成泡沫状，随血液循环到全身。如进到肺动脉，可阻塞其分支。如进入心脏冠状动脉，造成冠状动脉阻塞，发生严重的血液循环障碍，动物很快致死。一般兔、猫等静脉内注入20～40mL空气即可致死。每条狗由前肢或后肢皮下静脉注入80～150mL空气，可很快致死。

（2）急性失血法　先使动物轻度麻醉，如狗可按每千克体重静脉注射硫喷妥钠20～30mg，动物即很快入睡。暴露股三角区，用锋利的杀狗刀在股三角区做一个约10cm的横切口，把股动脉、静脉全切断，立即喷出血液。用一块湿纱布不断擦去股动脉切口周围处的血液和血凝块，同时不断用自来水冲洗流血，使股动脉切口保持畅通，动物在3～5min内即可致死。采用此种方法，动物十分安静，对脏器无损伤，对活杀采集病理切片标本是一种较好的方法。如果处死狗的同时要采集其血液时，则在用硫喷妥钠轻度麻醉后，将狗固定在狗手术台上，分离颈动脉，插一根较粗的塑料管，放低狗头，打开动脉夹，使动脉血流入装有抗凝血剂的容器内，并不断摇晃，以防血液凝固。

思考题

（1）常用的实验动物有哪些？

（2）常用的给药途径和方法有哪些？

第二节　水杨酸血浆浓度半衰期的测定

一、目的要求

通过比色法测定水杨酸的血浆半衰期。掌握药物血浆半衰期的测定方法，并计算血浆半衰期。

二、实验原理

水杨酸根与铁离子起反应，形成一种紫色络合物，根据紫色络合物的颜色进行比色测得光密度，将光密度代入公式计算得半衰期。

三、实验器材及药品

试管（10mL×6）、离心管（10mL×3）、刻度吸管（10mL×4）、注射器

（5mL×2）、721 型分光光度计、离心机、吸管架、酒精棉球、干棉花、竹签；10%水杨酸钠溶液、10%三氯乙酸溶液、10%三氯化铁溶液、0.5%肝素溶液。

四、实验动物

家兔，体重 2～3kg。

五、实验方法

1. 实验操作

（1）取一只家兔，称重，用经 0.5%肝素湿润过的注射器从兔颈总动脉取血 2mL（作为空白对照血样），然后从耳静脉注入 10%水杨酸钠溶液 2mL/kg。为防止凝血，取血时，注射器内先用 0.5%肝素溶液湿润。

（2）注射药后 5min 和 35min 时再从颈总动脉取血 2mL，将上述三次抽的血分别放入三支预先装有 7mL 三氯乙酸的离心管搅拌离心（3500r/min）10min，使血浆蛋白沉淀。

（3）准确吸取上清液各 6mL 分别置入试管内，每支试管加三氯化铁溶液 0.6mL（或 12 滴）摇匀后即可显色。

（4）以药前管为空白对照，在 721 型分光光度计上，用波长 510nm、1cm 光径的比色皿进行比色，读出给药后两管上清液的光密度（OD_1、OD_2）。

（5）根据式（2-1）计算半衰期：

$$t_{1/2} = \frac{0.301t}{\lg OD_1 - \lg OD_2} \tag{2-1}$$

式中　OD_1——给药前血浓度的光密度；

　　　OD_2——给药后血浓度的光密度；

　　　t——两次取血的间隔时间。

2. 结果记录

将实验结果记录至表 2-1。

表 2-1　水杨酸血浆浓度记录表

组别	光密度（OD 值）
空白对照管 给药后 5min 管 给药后 35min 管	

思考题

    (1) 什么叫半衰期？

    (2) 半衰期在药代动力学中的意义是什么？

第三节　传出神经系统药物对家兔离体肠管的影响

一、目的要求

    了解离体肠肌的实验装置和方法；观察拟胆碱药和抗胆碱药、拟肾上腺素药和抗肾上腺素药的作用。

二、实验原理

    动物的离体肠肌在适宜的营养液（台氏液）环境中，仍具有兴奋和收缩等特性。由于肠肌上分布有 M 受体、α 受体和 β 受体等，当向台式液中加入 Ach（胆碱受体激动药）、阿托品（M 受体阻断药）、肾上腺素（α、β 受体激动药）及新斯的明（抗胆碱酯酶药）等药物时，可与相应的受体结合，激动或阻断相应的受体，引起肠肌收缩或松弛。

三、实验器材及药品

    BL-420 生物信号处理系统、恒温水浴灌流泵、张力换能器、铁支架、麦氏浴槽、L 形通气管、气泵、小烧杯、大烧杯、注射器（1mL、5mL）、培养皿、手术线等；台氏液、0.001%氯化乙酰胆碱溶液、0.1%硫酸阿托品溶液、0.1%毛果芸香碱溶液、0.01%盐酸肾上腺素溶液、0.05%溴化新斯的明溶液。

四、实验动物

    家兔，体重 2～3kg。

五、实验方法

1. 实验操作

    家兔 1 只，击头致死，立即剖腹，轻轻剪下空肠和回肠上半段，剪成 2～2.5cm 长的肠段浸入冷台氏液中备用。

实验前，连接好恒温装置，在麦氏浴槽中装入台氏液，温度保持在37℃，经气泵注入空气（每秒1～2个气泡）。启动BL-420生物信号处理系统，连接张力换能器于相应通道，将张力换能器固定于铁支架上。

取一段肠管，两端穿线，一端固定于通气管的小钩上，放入麦氏浴槽中，另一端连接在张力换能器上。待离体肠段稳定5～10min后，调试BL-420生物信号处理系统：设置增移、速度等。

进入记录状态，描记一段正常收缩曲线，继而依次向浴槽中加药物进行实验。注意：每加入一次药液，至作用明显后，用台氏液连续冲洗3次，等到曲线恢复到用药前的水平，随之描记一段基线，再加入下一个药液。

（1）0.001%氯化乙酰胆碱溶液0.2mL，当肠肌活动曲线降至基线时，连续冲洗3次。

（2）加0.1%阿托品0.5mL，作用明显时再加0.1%毛果芸香碱0.5mL，观察描记肠肌活动曲线后连续冲洗3次。

（3）加0.01%肾上腺素0.5mL，观察描记肠肌活动曲线后连续冲洗3次。

（4）加0.05%新斯的明0.5mL，观察描记肠肌活动曲线。

2. 实验结果

打印出实验曲线，并对曲线进行讨论。

六、注意事项

（1）实验用的动物在实验前24h禁食，但不禁水，以保持肠腔无粪便。

（2）培养皿中的台氏液温度保持在37℃，经气泵注入空气（每秒1～2个气泡），否则将影响肠肌活动。

（3）每给1次药物后，均要用台氏液冲洗3次，每次进液保留时间≥1min。

思考题

（1）哪些传出神经药物对肠肌活动有明显影响？
（2）传出神经药物影响离体肠管活动的机制是什么？

第四节　药物的镇痛作用

一、目的要求

观察解热镇痛药的镇痛作用，了解该药镇痛作用的机制。

二、实验原理

小鼠腹腔注射一定容积和浓度的刺激性化学物质（如乙酸）可引起腹膜刺激而出现腹部收缩内凹、躯干与后肢伸张、臀部高举等行为反应，称为扭体反应。解热镇痛药可抑制这种反应。通过测定给药前后小鼠的扭体次数而反映药物的镇痛情况。

三、实验器材及药品

天平、鼠笼、注射器（1mL、2mL）；4％阿司匹林混悬液、6％双氯芬酸钠混悬液、0.6％乙酸溶液、生理盐水、苦味酸溶液。

四、实验动物

昆明小鼠，体重18～22g。

五、实验方法

1. 实验操作

取小鼠3只，称重，编号为甲、乙、丙。甲鼠灌胃给予4％阿司匹林混悬液，0.1mL/10g。乙鼠灌胃给予6％双氯芬酸钠混悬液，0.1mL/10g。丙鼠灌胃给予生理盐水作为空白对照，0.1mL/10g。给药后30min，各鼠均腹腔注射0.6％乙酸溶液0.4mL/只，观察注射乙酸后10min内三只小鼠产生扭体反应（腹部收缩内凹、躯干与后肢伸张、臀部高举）的次数。

2. 结果记录与处理

收集全部实验结果，按式（2-2）计算药物镇痛百分率：

$$药物的镇痛百分率 = \frac{对照组扭体数 - 实验组扭体数}{对照组扭体数} \times 100\% \quad (2\text{-}2)$$

六、注意事项

1.室温宜恒定于20℃，温度过高或过低均不易发生扭体反应。

2.给药组扭体动物数比对照组减少50％以上，才能认为有镇痛作用。

思考题

（1）阿司匹林及双氯芬酸钠的镇痛机制是什么？

（2）为什么会出现扭体反应？

第五节 两种抗炎药物对大鼠足肿胀的影响

一、目的要求

观察地塞米松、阿司匹林对致炎物质所致大鼠后肢足肿胀的抗炎作用，了解实验性炎症模型的建立。

二、实验原理

异体蛋白进入机体后可在短时间内引起组织的急性炎症反应，发生炎症的部位明显肿胀、体积增大。甾体类抗炎药可通过抑制花生四烯酸的代谢而抑制各种致炎因素引起的炎症，从而改善红、肿、热、痛等症状。非甾体类抗炎药通过抑制前列腺素合成酶，减少致炎物质的释放而缓解或避免致炎物质的致炎作用。本实验通过测定大鼠踝关节肿胀程度，观察炎症的发生及比较两种抗炎药地塞米松和阿司匹林的抗炎作用。

三、实验器材及药品

注射器、天平、软尺或线、棉手套、记号笔；0.5％地塞米松磷酸钠注射液、4％阿司匹林混悬液、生理盐水。

四、实验动物

大鼠，雄性，180～220g。

五、实验方法

1. 实验操作

（1）取禁食过夜、体重相近的雄性大鼠 3 只，称重并分别标记为甲鼠、乙鼠、丙鼠。

（2）甲鼠腹腔注射 0.5％地塞米松磷酸钠注射液，1mL/kg；乙鼠灌胃给予 4％阿司匹林混悬液，1mL/kg；丙鼠腹腔注射生理盐水作为空白对照，1mL/kg。于左或右后肢的踝关节处用记号笔作一圆周形标记，再用软尺测量厚度两次。30min后，在大鼠左或右后足掌腱膜下向踝关节周围用 5 号针头注入新鲜鸡蛋清 0.1mL，以后每隔 10min 测量大鼠左或右后踝厚度，连测 6 次，用致肿前后厚度之差，作为踝关节的肿胀程度。

2. 结果记录与处理

收集全实验室结果，按式（2-3）计算肿胀度：

$$肿胀度 = \frac{致肿后厚度 - 致肿前厚度}{致肿前厚度} \times 100\% \tag{2-3}$$

将实验结果记录至表 2-2。

表 2-2 抗炎药物对大鼠足肿胀的影响实验结果记录表

组别	10min	20min	30min	40min	50min	60min
甲鼠						
乙鼠						
丙鼠						

六、注意事项

（1）测量厚度的软皮尺不能有弹性，刻度以 0.2mm 左右为宜，测量部位尽量少移动，每次测量的宽紧度必须一致。测量动作要熟练，要由专人负责，尽量减小误差。

（2）注射致炎剂时，实验者应将动物后肢拉直，先自跖中部皮下向上注入一部分，然后掉转针头向下注完。

思考题

（1）地塞米松为什么能消除或减轻蛋清等所致的关节肿胀？地塞米松及阿司匹林在临床有何用途？

（2）地塞米松和阿司匹林作用机制和药理作用有何异同？

（3）复习甾体类抗炎药和非甾体类药物，并进行比较。

第六节 青霉素钾和青霉素钠的快速静注毒性比较

一、目的要求

观察并比较快速静脉注射青霉素钾和青霉素钠对小鼠的毒性。

二、实验原理

青霉素毒性很低，但一次静脉注射大剂量青霉素钾可致动物死亡，原因是由于在 1000000U 青霉素钾中含 K^+ 65mg，若快速静脉注射可致高血钾（正常人血钾浓度为 3.5~6.5mmol/L）。而 1000000U 青霉素钠中含 Na^+ 35mg，对机体无明显影响。

三、实验器材及药品

注射器（1mL×2），天平，鼠笼，培养皿，75％乙醇棉球，小鼠固定器等。
100000U 青霉素钾，100000U 青霉素钠。

四、实验动物

昆明小鼠，18~22g。

五、实验方法

每组取 2 只小鼠，用小鼠固定器将小鼠固定，用 75％乙醇棉球涂擦尾部使血管充分扩张后，在尾部静脉注射药物。甲鼠尾静脉注射青霉素钾，乙鼠尾静脉注射青霉素钠，剂量为 0.1mL/10g，观察给药后各鼠反应情况。

六、注意事项

（1）尾部静脉注射要准确，避免注射到血管外，影响实验结果。

（2）缓慢注射，避免注射过快。

（3）室温不宜过低，以免尾静脉不够充盈。

思考题

（1）青霉素钾中毒有哪些症状？

（2）思考青霉素的抗菌机制。

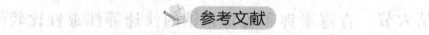

参考文献

[1] 章元沛.药理学实验［M］.北京：人民卫生出版社，1996：23-45.

[2] 谭毓治，王素军，冯冰虹.药理学实验［M］.北京：人民卫生出版社，2010：10-25.

[3] 陈奇.中药药理学实验［M］.上海：上海科学技术出版社，2001：224-331.

药物化学实验

Chapter 03

第一节　阿司匹林的合成

阿司匹林化学名为 2-乙酰氧基苯甲酸，为解热镇痛药，用于治疗伤风、感冒、头痛、发烧、神经痛、关节痛及风湿病等。近年来，又证明它具有抑制血小板凝聚的作用，其治疗范围又进一步扩大到预防血栓形成，可用于治疗心血管疾患。

阿司匹林为白色针状或板状结晶，熔点 135～140℃，易溶于乙醇，可溶于氯仿、乙醚，微溶于水。

一、实验目的

（1）掌握酯化反应和重结晶的原理及基本操作。
（2）熟悉搅拌机的安装及使用方法。

二、实验原理

实验原理见图 3-1。

$$\text{(邻羟基苯甲酸)} \xrightarrow[\text{(CH}_3\text{CO)}_2\text{O}]{\text{H}_2\text{SO}_4} \text{(乙酰水杨酸)}$$

图 3-1　阿司匹林的实验合成原理

三、实验方法

1. 酯化

在 100mL 三口圆底烧瓶中，加入干燥的水杨酸 7.0g 和新蒸的乙酸酐 10mL，再加 10 滴浓硫酸，搅拌，水浴加热，水杨酸全部溶解后，保持温度在 70℃左右，维持 30min。停止搅拌，稍冷后，在不断搅拌下倒入 150mL 冷水中，并用冰水浴冷却 15min，抽滤，冰水洗涤，用少量稀乙醇洗涤，压干，得粗品。

2. 精制

将粗产品转至 100mL 圆底烧瓶中，装好回流装置，向烧瓶内加入 30mL 乙醇和 2 粒沸石，加热回流，进行热溶解，稍冷，加入活性炭回流脱色 10min，然后趁热过滤，将滤液慢慢倾入 75mL 热水中，自然冷却至室温，析出白色结晶，抽滤，用少许稀乙醇洗涤，干燥，得无色晶体状乙酰水杨酸，称重，计算产率，测熔点。

3. 水杨酸限量检查

取阿司匹林 0.1g，加 1mL 乙醇溶解后，加冷水适量，制成 50mL 溶液。立即加入 1mL 新配制的稀硫酸铁铵溶液，摇匀；30s 内显色，与对照液比较，不得更深（0.1%）。

对照液的制备：精密称取水杨酸 0.1g，加少量水溶解后，加入 1mL 冰醋酸，摇匀；加冷水适量，制成 1000mL 溶液，摇匀。精密吸取制成的溶液 1mL、加入 1mL 乙醇、48mL 水及 1mL 新配制的稀硫酸铁铵溶液，摇匀。

稀硫酸铁铵溶液的制备：取盐酸（1mol/L）1mL，硫酸铁铵指示液 2mL，加冷水适量，制成 1000mL 溶液，摇匀。

4. 水杨酸限量检查结构确证

（1）红外吸收光谱法、标准物 TLC 对照法。

（2）核磁共振光谱法。

思考题

（1）向反应液中加入少量浓硫酸的目的是什么？是否可以不加？为什么？

（2）本反应可能发生哪些副反应？产生哪些副产物？

（3）阿司匹林粗品还可以用哪些溶剂进行重结晶？

（4）反应温度为何保持在 70℃左右？

第二节　扑热息痛的合成

扑热息痛是最常用的非抗炎解热镇痛药，化学名称为对乙酰氨基酚，解热作用与阿司匹林相似，镇痛作用较弱，无抗炎、抗风湿作用，是乙酰苯胺类药物中较好的品种，特别适合于不能应用羧酸类药物的病人。临床上主要用于感冒、牙痛等症，长期服用或过量服用可引起肝细胞坏死，也会对肾脏、血液系统、神经系统产生毒副作用。

扑热息痛为白色结晶性粉末，无臭味，微苦，在热水或乙醇中易溶，在丙酮中溶解，在水中微溶，熔点 168～172℃。

一、实验目的

（1）了解选择性乙酰化的方法，掌握药物的精制、杂质检查、结构鉴定等方法与技能。

（2）掌握易被氧化产品的重结晶精制方法。

二、实验原理

扑热息痛的实验合成原理见图 3-2。

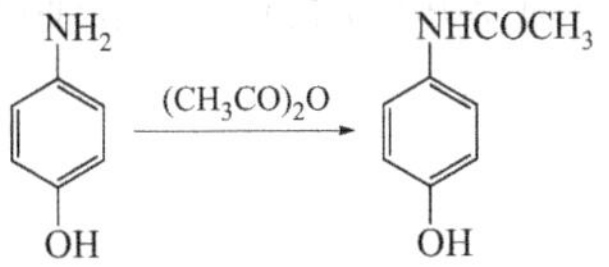

图 3-2　扑热息痛的实验合成原理

三、实验步骤

1. 对乙酰氨基酚的制备

取对氨基苯酚 10.6g，水 30mL，乙酸酐 12mL 加入至干燥的 100mL 锥形瓶中，轻轻振摇使成均相。水浴中加热 80℃，维持加热反应 30min，放冷，析晶，抽滤，以 10mL 冷水洗 2 次滤饼，干燥，得白色结晶性对乙酰氨基酚粗品。

2. 精制

将粗品移至 100mL 锥形瓶中，每克用水 5mL，加热使其溶解；稍冷后加入 1.0g 活性炭，回流 5min；在抽滤瓶中先加入 0.5g 亚硫酸氢钠，趁热抽滤，滤液趁热转移至 100mL 烧杯中，放冷析晶，抽滤，滤饼以 10mL 0.5%亚硫酸氢钠溶液分 2 次洗涤，抽干得白色对乙酰氨基酚纯品。

3. 对乙酰氨基酚的鉴别

（1）取对乙酰氨基酚 0.1g，加稀盐酸 5mL，置水浴中加热 40min，放冷；取 0.5mL，滴加亚硝酸钠试液 5 滴，摇匀，用 3mL 水稀释后，加碱性 β-萘酚试液 2mL，振摇，即显红色。

（2）红外光吸收图谱应与对照图谱一致。

(3) 熔点 168～172℃。

4. 对乙酰氨基酚的检查

(1) 有关物质检查　取对乙酰氨基酚 1.0g，置具塞离心管或带刻度试管中，加乙醚 5mL，立即密塞，振摇 30min，离心或放置至澄清，取上清液作为供试品溶液，另取 1mL 含对氯苯乙酰胺 1.0mg 的乙醇溶液适量，用乙醚稀释成 1mL 含 50μg 的溶液作为对照溶液，吸取供试品溶液 200μL 与对照溶液 40μL，分别点于同一硅胶 GF_{254} 薄层板上，以三氯甲烷-丙酮-甲苯（13：5：2）为展开剂，展开，晾干，紫外灯（254nm）下检视，供试品溶液如显杂质斑点，与对照溶液的主斑点比较，不得更深。

(2) 对乙酰氨基酚检查　取对乙酰氨基酚 1.0g，加甲醇溶液（1→2）20mL 溶解后，加碱性亚硝基铁氰化钠试液 1mL，摇匀，放置 30min。如显色，与对乙酰氨基酚对照品 1.0g 加对氨基酚 50μg 用同一方法制成的对照液比较，不得更深（0.005%）。

四、注意事项

(1) 酰化反应中，加水 30mL 后乙酸酐可选择性地酰化氨基而不与酚羟基作用。

(2) 若以乙酸代替乙酸酐，则难以控制氧化副反应，反应时间长，产品质量差，加亚硫酸氢钠可防止对乙酰氨基酚被空气氧化，但亚硫酸氢钠的浓度不宜过高，否则会影响产品质量。

思考题

(1) 酰化反应为何选用乙酸酐而不用乙酸作为酰化剂？
(2) 加亚硫酸氢钠的目的何在？
(3) 酰化反应中为何加水？

第三节　苯佐卡因的合成

苯佐卡因，化学名称为对氨基苯甲酸乙酯，为局部麻醉药，外用为撒布剂，用于手术后创伤止痛，溃疡痛，一般性痒等。本品为白色结晶性粉末；无臭，味微苦，随后有麻痹感；遇光色渐变黄；在乙醇、三氯甲烷或乙醚中易溶，在脂肪油中略溶，在水中极微溶解，在稀酸中溶解；熔点为 88～91℃。

一、实验目的

(1) 通过苯佐卡因的合成，了解药物合成的基本过程。

(2) 掌握氧化、酯化和还原反应的原理及基本操作。

二、实验原理

苯佐卡因的实验制备原理见图 3-3。

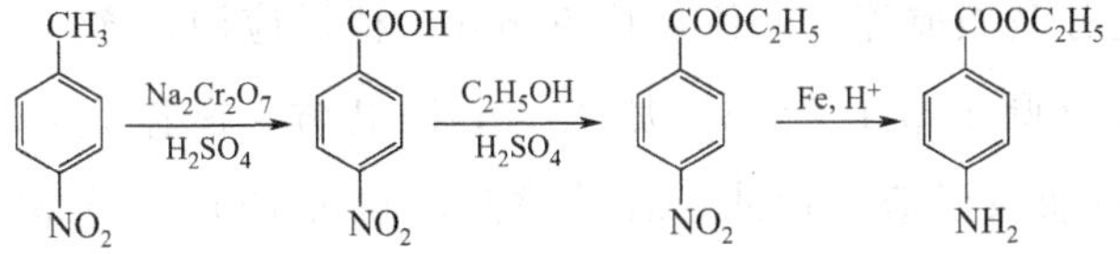

图 3-3　苯佐卡因的实验制备原理

三、实验方法

1. 对硝基苯甲酸的制备（氧化）

在装有搅拌棒和球形冷凝器的 250mL 三颈瓶中，加入重铬酸钠 23.6g、水 50mL，开动搅拌，待重铬酸钠溶解后，加入对硝基甲苯 8.0g，用分液漏斗滴加 32mL 浓硫酸，滴加完毕，直火加热，保持反应液微沸 60～90min（反应中，球形冷凝器中可能有白色针状的对硝基甲苯析出，可适当关小冷凝水，使其熔融），冷却后，将反应液倾入 80mL 冷水中，抽滤，残渣用 45mL 水分三次洗涤，将滤渣转移到烧杯中，加入 5％硫酸 35mL，在沸水浴上加热 10min，并不时搅拌，冷却后抽滤，滤渣溶于温热的 5％氢氧化钠溶液 70mL 中，在 50℃左右抽滤，滤液加入活性炭 0.5g 脱色（5～10min），趁热抽滤，冷却，在充分搅拌下，将滤液慢慢倒入 15％硫酸 50mL 中，抽滤，洗涤，干燥得本品，计算收率。

2. 对硝基苯甲酸乙酯的制备（酯化）

在干燥的 100mL 圆底烧瓶中加入对硝基苯甲酸 6.0g、无水乙醇 24mL，逐渐加入浓硫酸 2mL，振摇使混合均匀，装上附有氯化钙干燥管的球形冷凝器，油浴加热回流 80min（油浴温度控制在 100～120℃）；稍冷，将反应液倾入到 100mL 水中，抽滤；滤渣移至乳钵中，研细，加入 5％碳酸钠溶液 10mL（由 0.5g 碳酸钠和 10mL 水配成），研磨 5min，测 pH 值（检查反应物是否呈碱性），抽滤，用少量水洗涤，干燥，计算产率。

3. 对氨基苯甲酸乙酯的制备（还原）

(1) A 法　在装有搅拌棒及球形冷凝器的 250mL 三颈瓶中，加入 35mL 水、

2.5mL 冰醋酸和已经处理过的铁粉 8.6g，开动搅拌，加热至 95～98℃，反应 5min，稍冷，加入对硝基苯甲酸乙酯 6g 和 95％乙醇 35mL，在激烈搅拌下，回流反应 90min。稍冷，在搅拌下，分次加入温热的碳酸钠饱和溶液（由碳酸钠 3g 和水 30mL 配制成），搅拌片刻，立即抽滤（布氏漏斗需预热），滤液冷却后析出结晶，抽滤，产品用稀乙醇洗涤，干燥得粗品。

（2）B 法　在装有搅拌棒及球形冷凝器的 100mL 三颈瓶中，加入 25mL 水、氯化铵 0.7g、铁粉 4.3g，直火加热至微沸，活化 5min。稍冷，慢慢加入对硝基苯甲酸乙酯 5g，充分激烈搅拌，回流反应 90min。待反应液冷至 40℃左右，加入少量碳酸钠饱和溶液调至 pH 7～8，加入 30mL 氯仿，搅拌 3～5min，抽滤；用 10mL 氯仿洗三颈瓶及滤渣，抽滤，合并滤液，倾入 100mL 分液漏斗中，静置分层，弃去水层，氯仿层用 5％盐酸 90mL 分三次萃取，合并萃取液（氯仿回收），用 40％氢氧化钠调至 pH 8，析出结晶，抽滤，得苯佐卡因粗品，计算收率。

4. 精制

将粗品置于装有球形冷凝器的 100mL 圆底烧瓶中，加入 10～15 倍（mL/g）50％乙醇，水浴加热溶解。稍冷，加活性炭脱色（活性炭用量视粗品颜色而定），加热回流 20min，趁热抽滤（布氏漏斗、抽滤瓶应预热）。将滤液趁热转移至烧杯中，自然冷却，待结晶完全析出后，抽滤，用少量 50％乙醇洗涤两次，压干，干燥，测熔点，计算收率。

5. 结构确证

（1）红外吸收光谱法、标准物 TLC 对照法。

（2）核磁共振光谱法。

四、注意事项

（1）氧化反应在用 5％氢氧化钠处理滤渣时，温度应保持在 50℃左右。

（2）对硝基苯甲酸乙酯及少量未反应的对硝基苯甲酸均溶于乙醇，但均不溶于水，反应完毕，将反应液倾入水中，乙醇的浓度降低，对硝基苯甲酸乙酯及对硝基苯甲酸便会析出。这种分离产物的方法称为稀释法。

（3）还原反应中，因铁粉密度，沉于瓶底，必须将其搅拌起来，才能使反应顺利进行，激烈搅拌是铁粉还原反应的重要因素。A 法中所用的铁粉需预处理，方法为：称取铁粉 10.0g 置于烧杯中，加入 2％盐酸 25mL，在石棉网上加热至微沸，抽滤，水洗至 pH 5～6，烘干，备用。

思考题

(1) 酯化反应为什么需要无水操作？

(2) 铁酸还原反应的机理是什么？

(3) 氧化反应时，用5%氢氧化钠处理滤渣时，为何温度要保持在50℃左右？

(4) 采用稀释法分离产物的原理是什么？

第四节　磺胺醋酰钠的合成

磺胺醋酰钠为短效磺胺类药物，具有广谱抑菌作用。对大多数革兰阳性和阴性菌有抑制作用，尤其对溶血性链球菌、肺炎双球菌、痢疾杆菌敏感，对葡萄球菌、脑膜炎球菌及沙眼衣原体也有较好的抑菌作用。临床主要用于结膜炎、角膜炎、泪囊炎、沙眼及其他敏感菌引起的眼部感染。

磺胺醋酰钠化学名为 N-［（4-氨基苯基）磺酰基］乙酰胺钠水合物，分子量为254.2。本品为白色结晶性粉末；无臭，味微苦；在水中易溶，在乙醇中略溶。

一、实验目的

(1) 掌握乙酰化反应的原理。

(2) 掌握磺胺类药物的一般理化性质；并掌握如何利用理化性质的特点来达到分离提纯产品之目的。

(3) 通过磺胺醋酰钠的合成，掌握如何控制反应过程的pH、温度等条件及利用生成物与副产物不同的性质来分离副产物。

二、实验原理

磺胺醋酰钠的实验合成原理见图3-4。

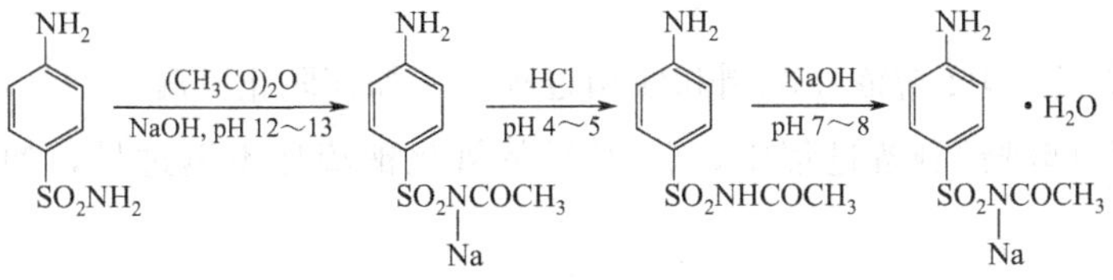

图3-4　磺胺醋酰钠的实验合成原理

三、实验方法

1. 磺胺醋酰的制备

在装有搅拌棒及温度计的 100mL 三颈瓶中，加入磺胺 17.2g、22.5％氢氧化钠 22mL，开动搅拌，水浴加热至 50℃左右。待磺胺溶解后，分次加入乙酸酐 13.6mL，77％ NaOH 溶液 12.5mL（首先，加入乙酸酐 3.6mL，77％氢氧化钠 2.5mL；随后，每次间隔 5min，将剩余的 77％氢氧化钠和乙酸酐分 5 次交替加入），加料期间反应温度维持在 50~55℃；加料完毕继续保持此温度反应 30min。反应完毕，停止搅拌，将反应液倾入 250mL 烧杯中，加水 20mL 稀释，于冷水浴中用 36％盐酸调至 pH 7，放置 30min，并不时搅拌析出固体，抽滤除去。滤液用 36％盐酸调至 pH 4~5，抽滤，得白色粉末。

用 3 倍量（3mL/g）10％盐酸溶解得到的白色粉末，不时搅拌，尽量使单乙酰物成盐酸盐溶解，抽滤除去不溶物。滤液加少量活性炭室温脱色 10min，抽滤，滤液用 40％氢氧化钠调至 pH 5，析出磺胺醋酰，抽滤，压干。干燥，测熔点（179~184℃），若产品不合格，可用热水（1：5）精制。

2. 磺胺醋酰钠的制备

将磺胺醋酰置于 50mL 烧杯中，于 90℃水浴上滴加计算量的 20％氢氧化钠，至固体恰好溶解，放冷，析出结晶，抽滤（丙酮转移），压干，干燥，计算收率。

3. 结构确证

(1) 红外吸收光谱法、标准物 TLC 对照法。

(2) 核磁共振光谱法。

四、注意事项

(1) 反应中交替加料很重要，以使反应液始终保持一定的 pH 值（pH 12~13）。

(2) 按实验步骤严格控制每步反应的 pH 值，以利于除去杂质。

思考题

(1) 77％ NaOH 溶液在配制和使用过程中，如何防止其凝固？

(2) 磺胺醋酰钠制备过程中，若 20％氢氧化钠滴加不慎过量，如何使磺胺醋酰钠析出？

(3) 通过哪些改革可提高磺胺醋酰钠的总收率？

(4) 酰化液处理的过程中，pH 7 时析出的固体是什么？pH 5 时析出的固体是什么？10％盐酸中的不溶物是什么？

（5）反应碱性过强，其结果是磺胺较多，磺胺醋酰次之，双乙酰物较少；碱性过弱，其结果是双乙酰物较多，磺胺醋酰次之，磺胺较少，为什么？

参考文献

[1]　孙铁民.药物化学实验［M］.北京：中国医药科技出版社，2008.

[2]　尤启东.药物化学实验与指导［M］.北京：中国医药科技出版社，2008.

[3]　闻韧.药物合成反应［M］.第3版.北京：化学工业出版社，2010.

[4]　何黎琴，完茂林.磺胺醋酰钠合成路线改进［J］.安徽化工，2003，29（2）：16-17.

[5]　惠春.药物化学实验［M］.北京：中国医药科技出版社，2006.

[6]　曹观坤.药物化学实验技术［M］.北京：化学工业出版社，2010.

药物分析实验

Chapter 04

第一节　葡萄糖杂质检查

一、目的要求

（1）一般杂质检查的目的和原理。

（2）熟悉杂质检查的操作方法。

二、操作步骤

1. 酸度

取本品（葡萄糖）2.0g，加水 20mL 溶解后，加酚酞指示液 3 滴与氢氧化钠滴定液（0.02mol/L）0.20mL，应显粉红色。

2. 溶液澄清度与颜色

取本品 5.0g，加热水溶解后，放冷，用水稀释至 10mL，溶液应澄清无色，如显浑浊，与 1 号浊度标准液比较，不得更浓；如显色，与对照液（比色用氯化钴液 3mL，比色用重铬酸钾液 3mL 与比色用硫酸铜液 6mL，加水稀释成 50mL）取 1.0mL 加水稀释至 10mL 比较，不得更深。

3. 氯化物

取本品 0.60g，加水 25mL 溶解（如显碱性可滴加硝酸使遇石蕊试纸显中性反应），再加稀硝酸 10mL，溶液如不澄清，滤过。置于 50mL 纳氏比色管中，加水适量至约 40mL，加硝酸银溶液 1.0mL，用水稀释成 50mL，摇匀，在暗处放置 5min，如发生浑浊，与标准氯化钠溶液一定量制成的对照液〔取标准氯化钠溶液以 Cl⁻ 记浓度为 10μg/mL）6.0mL 置于 50mL 纳氏比色管中，加稀硝酸 10mL，用水稀释至约 40mL 后，加硝酸银试液 1.0mL，再加水适量至 50mL，摇匀，在暗处放置 5min] 比较，不得更浓（0.010%）。

4. 硫酸盐

取本品 2.0g，加水溶解至 40mL（如显碱性，可滴加盐酸使遇石蕊试纸显中性反应）。溶液如不澄清，滤过，置于 50mL 纳氏比色管中，加稀盐酸 2.0mL，加 25% 氯化钡溶液 5.0mL，加水稀释至 50mL，摇匀，放置 10min，如发生浑浊，与对照标准液 [取标准硫酸（以 SO_4^{2-} 计浓度为 $100\mu g/mL$）溶液 2.0mL，置于 50mL 纳氏比色管中，加水稀释至 40mL，加稀盐酸 2.0mL，加 25% 氯化钡溶液 5.0mL，加水稀释至 50mL，摇匀，放置 10min] 比较，不得更浓（0.010%）。

5. 乙醇溶液的澄清度

取本品 1.0g，加 90% 乙醇 30mL，置水浴上加热回流约 10min，溶液应澄清。

6. 亚硫酸盐与可溶性淀粉

取本品 1.0g，加 10mL 水溶解后，加碘试液 1 滴，应立即显黄色。

7. 干燥失重

取本品约 2.0g，在 105℃下干燥至恒重，减失重不得超过 9.5%。

8. 炽灼残渣

取本品 1.0～2.0g 置已炽灼至恒重的瓷坩埚中，精密称定，加硫酸 0.5～1.0mL 润湿，低温加热至硫酸蒸气除尽，在 700～800℃ 炽灼使其完全灰化，移至干燥器内，放冷，精密称定后，再在 700～800℃ 炽灼至恒重，所得炽灼残渣不得超过 0.1%。

9. 铁盐

取本品 2.0g，加 20mL 水溶解后，加硝酸 3 滴，缓缓煮沸 5min，放冷，加水稀释至 45mL，加硫氰酸铵溶液（30→100）3.0mL，摇匀，如显色，与标准铁溶液 2.0mL 用同一方法制成的对照溶液比较，不得更深（0.001%）。

10. 重金属

取 25mL 比色管两支，一支加标准铅溶液（浓度以 Pb^{2+} 计：$10\mu g/mL$）2.0mL、乙酸盐缓冲液（pH 3.5）2mL，加水至 25mL；另一支取本品 4.0g，加水 23mL 溶解，加乙酸盐缓冲液（pH 3.55）2.0mL，各管分别加入硫代乙酰胺试液 2.0mL，摇匀放置 2min，同置白纸上，自上向下透视，供试液显出的颜色与标准铅溶液比较，不得更深，含重金属不得超过百万分之五（5×10^{-6}）。

11. 砷盐

取本品 2.0g 置于检砷瓶中，加水 5.0mL 溶解后，加稀硫酸 5.0mL 与溴化钾试液 0.50mL，置水浴上加热约 20min，使保持稍过量的溴存在，必要时，再补加溴化钾试液适量，并随时补充蒸发的水分，放冷，加浓盐酸 5.0mL［可改加稀盐酸（1∶1）10mL］与水适量至 28mL，加碘化钾试液 5.0mL 及酸性氯化亚锡试液 5 滴，在室温放置 10min 后，加锌粒 2.0g，迅速将瓶塞塞紧（瓶塞上已安放好装有乙酸铅棉及溴化汞试纸的检砷管），保持反应温度在 25～40℃（视反应快慢而定，但不应超过 40℃），45min 后，取出溴化汞试纸，将生成的砷斑与标准砷溶液（浓度以 As 计）（1μg/mL）一定量制成的标准砷斑比较，颜色不得更深（0.0001％）。

标准砷斑的制备：精密吸取标准砷溶液（浓度以 As 计：1μg/mL）2.0mL 置于另一检砷瓶中，按供试品的操作方法操作即可。

12. 蛋白质

取本品 1.0g，加 10mL 水溶解后，加磺基水杨酸溶液（1→5）3.0mL，不得发生沉淀。

三、注意事项

（1）进行比色、比浊、砷盐检查时，样品液与对照溶液的实验条件应尽可能一致，严格按照操作步骤平行操作，比色方法一般是将两管同置于白色背景，从侧面观察；比浊方法是将两管同置于黑色或白色背景，自上而下地观察。

（2）存在可溶性淀粉时呈蓝色，存在亚硫酸盐时碘液退色。

（3）在 pH 3～3.5 时，PbS 沉淀较完全。

（4）氯化亚锡与锌作用，在锌粒表面形成锌锡齐，起去极化作用，从而使氢气均匀而连续发生。

（5）如使用的锌粒较大时，用量酌量增加。

思考题

（1）葡萄糖杂质检查药典规定测十二项，是根据什么原则制定的？目的何在？

（2）重金属与砷盐的检查原理是什么？如何计算其限量？

第二节　非水碱量法测定药物含量

一、目的要求

掌握非水碱量法的特点，溶剂的选择，一般原理及操作要点。

二、实验原理

碱性很弱的杂环类、胺类化合物在无水冰醋酸的溶剂中，可被冰醋酸调平到溶剂阴离子 Ac⁻ 的碱水平，选用适当的指示剂，即可用高氯酸标准溶液进行滴定。其反应如图 4-1 所示。

$$
\begin{array}{ll}
\text{标准溶液} & R-NH_2 + HAc \rightleftharpoons RNH_3^+ + Ac^- \\
\text{样品溶液} & HClO_4 + HAc \rightleftharpoons H_2Ac^+ + ClO_4^- \\
\text{滴定反应} & Ac^- + H_2Ac^+ \rightleftharpoons 2HAc \\
\hline
\text{总式} & R-NH_2 + HClO_4 \rightleftharpoons RNH_3^+ + ClO_4^-
\end{array}
$$

图 4-1 非水碱量法含量测定原理

三、操作步骤

1. 硫酸奎宁

取本品（硫酸奎宁）约 0.2g，精密称定，加冰醋酸 10mL 溶解后，加乙酸酐 5.0mL 与结晶紫指示液 1～2 滴，用高氯酸滴定液（0.1mol/L）滴定至溶液显蓝绿色，并将滴定结果用空白实验校正，1mL 的高氯酸滴定液（0.1mol/L）相当于 24.90mg 的硫酸奎宁 $\left[(C_{20}H_{24}N_2O_2)_2 \cdot H_2SO_4\right]$。

2. 咖啡因

取本品（咖啡因）约 0.15g，精密称定，加乙酸酐-冰醋酸（5:1）的混合液 25mL，微热使溶解，放冷，加结晶紫指示液 1 滴，用高氯酸滴定液（0.1mol/L）滴定至溶液显黄色，同时进行空白实验，1mL 高氯酸滴定液（0.1mol/L）相当于 19.42mg 的咖啡因（$C_8H_{10}N_4O_2$）。

3. 盐酸苯海拉明

取本品（盐酸苯海拉明）约 0.2g，精密称定，加冰醋酸 20mL 与乙酸酐 4.0mL 溶解后，再加乙酸汞试液 4.0mL 与结晶紫指示液 1 滴，用高氯酸滴定液（0.1mol/L）滴定至溶液显蓝绿色，并将滴定结果用空白实验校正，1mL 高氯酸滴定液（0.1mol/L）相当于 29.18mg 的盐酸苯海拉明（$C_{17}H_{21}NO \cdot HCl$）。

四、注意事项

（1）注意节省溶剂，用后回收。为了节省溶剂，先做空白实验，然后将空白液倒入样品中，继续滴定至终点。

（2）所用仪器必须干燥无水，冰醋酸在未用之前，必先做空白实验。

（3）滴定速度不要太快，因冰醋酸比较黏稠，滴定速度太快，黏附在滴定管内壁上的部分溶液还未完全流下，到终点读数时易发生误差。

（4）冰醋酸中绝大部分分子是呈氢键缔合的团状二聚合物，故沸点较高（118℃），冰醋酸沸点虽高，但具挥发性，滴定管上部应取一个干燥小烧杯覆盖，以防止其挥发。

（5）冰醋酸具有腐蚀性，应小心，注意安全。

（6）标定标准液的温度与测定样品时的温度不同时，应予以校正：

$$M_1 = \frac{M_0}{1 + 0.0011(t_1 - t_0)} \tag{4-1}$$

式中　0.0011——高氯酸膨胀系数；

　　　t_0——标定时的温度；

　　　t_1——测定时的温度；

　　　M_0——标定时的浓度；

　　　M_1——测定时的浓度。

思考题

（1）配制高氯酸滴定液（0.1mol/L）1000mL，需加高氯酸（含量为70%，密度为1.75kg/m³）8.5mL，要除去8.5mL高氯酸中的水分应加密度为1.08kg/m³、含量为97%的乙酸酐多少毫升？

（2）咖啡因的测定也用冰醋酸溶解后就滴定行吗？为什么加乙酸酐？

（3）在硫酸奎宁的测定中，其化学计量关系是怎样确定的？

第三节　阿司匹林肠溶片的分析

一、实验目的

（1）掌握片剂分析的特点及赋形剂的干扰及其排除方法。

（2）掌握阿司匹林的鉴别、检查和含量测定方法的基本原理及方法。

二、实验原理

阿司匹林肠溶片的主要成分为乙酰水杨酸，其 K_a 值为 3.27×10^{-4}，故能用标准碱液直接滴定，计量点时的 pH 值为 8.2（按 0.1mol/L 计），以酚酞为指示液指示终点。直接中和法测定原理见图4-2。

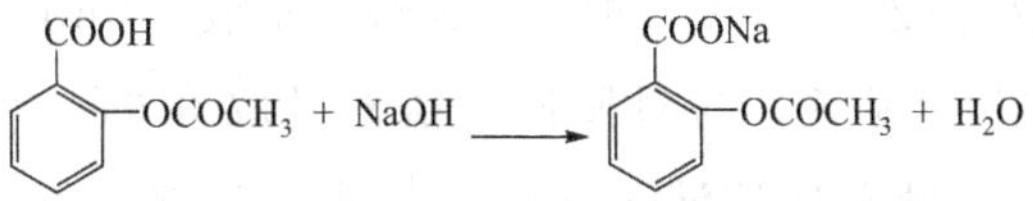

图 4-2　直接中和法测定原理

但是，片剂中还有水解产物水杨酸、乙酸及稳定剂枸橼酸、酒石酸等，对直接滴定有影响，因此采用两步滴定法。两步中和法测定原理见图4-3。

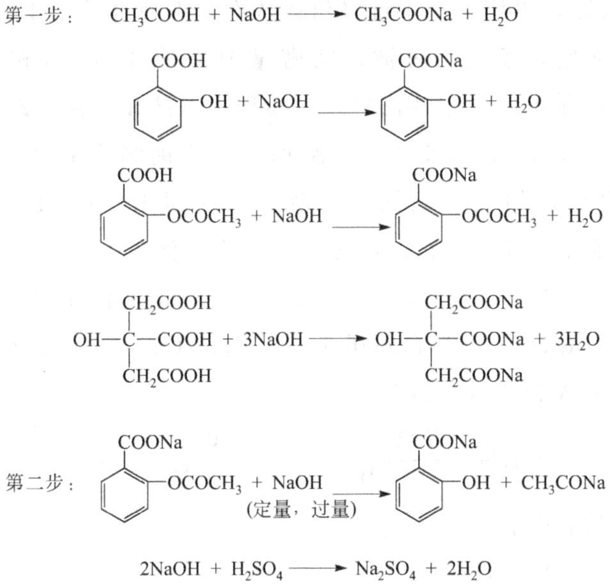

第一步：　$CH_3COOH + NaOH \longrightarrow CH_3COONa + H_2O$

第二步：

$2NaOH + H_2SO_4 \longrightarrow Na_2SO_4 + 2H_2O$

图 4-3　两步中和法测定原理

三、实验内容

1. 鉴别

（1）取本品（阿司匹林肠溶片）细粉适量（约相当于阿司匹林0.1g），加水10mL，煮沸，放冷，加三氯化铁试液1滴，即显紫堇色。

（2）取本品细粉适量（约相当于阿司匹林0.5g），加碳酸钠试液10mL，振摇后放置5min，过滤，滤液煮沸2min，放冷，加过量的稀硫酸，即析出白色沉淀，并有乙酸的气味。

2. 检查

游离水杨酸的检查：取本品5片，研细，用乙醇30mL分数次研磨，并移入100mL容量瓶中，充分振摇，用水稀释至刻度，摇匀，立即过滤，精密量取滤液

2.0mL，置于50mL纳氏比色管中，用水稀释至50mL，立即加新制的稀硫酸铁铵溶液（取1mol/L盐酸溶液1.0mL，加硫酸铁铵指示液2.0mL后再加水至100mL）3.0mL，摇匀，30s内如显色，与对照液（精密量取0.01％水杨酸溶液4.5mL，加乙醇3.0mL、0.05％酒石酸溶液1.0mL，用水稀释至50mL，再加上述新制的稀硫酸铁铵溶液3.0mL，摇匀）比较，不得更深（1.5％）。

3. 含量测定

取本品10片，研细，用中性乙醇70mL，分数次研磨，并移入100mL容量瓶中，充分振摇，再用适量水洗涤研钵数次，洗液合并于100mL容量瓶中，再用水稀释至刻度，摇匀，过滤，精密量取滤液10mL（相当于阿司匹林0.3g）置于锥形瓶中，加中性乙醇（对酚酞指示液显中性）20mL，振摇，使阿司匹林溶解，加酚酞指示液3滴，滴加氢氧化钠滴定液（0.1mol/L）至溶液显粉红色，再精密加氢氧化钠滴定液（0.1mol/L）40mL，置水浴上加热15min，并不断振摇，迅速放冷至室温，用硫酸滴定液（0.05mol/L）滴定，并将滴定的结果用空白实验校正，1.0mL的氢氧化钠滴定液（0.1mol/L）相当于18.02mg $C_9H_8O_4$。本品含阿司匹林（$C_9H_8O_4$）应为标示量的95.0％～105.0％。计算公式为式（4-2）：

$$标示量 = \frac{T(V_0 - V)F}{W} \times \frac{\overline{W}}{标示量} \times 100\% \qquad (4\text{-}2)$$

式中　W——样品取样量；

　　　$\overline{W}$——平均片重（质量）；

　　　V——实验消耗滴定液的体积；

　　　V_0——空白实验消耗滴定液的体积；

　　　T——氢氧化钠滴定液的滴定度；

　　　F——校正因子。

四、注意事项

（1）掌握片剂的取样方法，并正确计算取样量范围。

（2）测定阿司匹林片的含量时，第一次中和时应迅速，并不可剧烈振摇，否则酯键水解，影响测定结果。近终点时，应轻轻振摇，中和至溶液呈粉红色并持续15s不褪色为准。长时间振摇会受空气中二氧化碳的影响，红色又消失。为便于掌握，可用一无色溶液为对照液，滴定至终点时，与对照液进行比较。

思考题

(1) 简述两步滴定法测定阿司匹林片含量的原理。

(2) 阿司匹林含量测定还有哪些方法? 各自的结构依据及适用对象是什么?

(3) 测定阿司匹林片的含量时, 为什么要做空白实验?

第四节　维生素 AD 胶丸中维生素 A 的含量测定

一、目的要求

(1) 掌握紫外分光光度法测定维生素 A 含量的基本原理及校正公式的应用。

(2) 学习和掌握胶丸制剂分析的基本操作。

二、测定原理

本品 (维生素 AD) 系取合成维生素 A 和维生素 D, 加精炼食用植物油 (在 0℃左右脱去固体脂肪) 溶解和调整浓度后制成, 每丸含维生素 A 应为标示量的 90.0%～120.0%。本实验利用维生素 A 乙酸酯在环己烷中最大吸收波长为 328nm, 而其所含杂质的不相关吸收在 316～340nm 时为一条直线, 因此采用三点校正法测其含量, 可消除杂质干扰。

三、操作步骤

1. 胶丸内容物平均质量的测定

取胶丸 20 粒, 精密称定, 用注射器将内容物抽出, 再用刀片切开丸壳, 用乙醚逐个洗涤丸壳三次, 置于 50mL 的烧杯中, 再用乙醚浸洗 1～2 次, 置于通风处, 使乙醚挥发, 精密称定, 算出每丸内容物的平均质量。

2. 供试品溶液的制备与测定

取维生素 AD 内容物, 精密称定, 加环己烷制成 1.0mL 中含 9～15 个单位的溶液。按照分光光度法, 测定其吸收峰的波长, 并在下列各波长处测定吸光度。计算各吸光度与波长 328nm 处吸光度的比值和波长 328nm 处的 $E_{1\%}^{1cm}$ 值维生素 A 的紫外吸收表见表 4-1。

表 4-1 维生素 A 的紫外吸收表

波长/nm	实测吸光度	规定比值	实测比值	比值差值
300	A_1	0.555	A_1/A_3	
316	A_2	0.907	A_2/A_3	
328	A_3	1.000	A_3/A_3	
340	A_4	0.811	A_4/A_3	
360	A_5	0.299	A_5/A_3	

如果最大吸收波长为 326~329nm，且所得各波长吸收度的比值之差不超过表中规定的 ±0.02，可用式（4-3）计算含量：

$$1g\ 供试品中含维生素\ A\ 的单位数 = E_{1\%}^{1cm}(328nm) \times 1900 \qquad (4-3)$$

式中 $E_{1\%}^{1cm}(328nm)$——328nm 波长下维生素 A 的百分吸光系数。

如果最大吸收波长为 326~329nm，但所测定的各波长吸光度比值之差超过表中规定的 ±0.02，则按式（4-4）求出校正后的吸光度，然后再计算含量：

$$A_{328(校正)} = 3.52 \times (2A_{328} - A_{316} - A_{340}) \qquad (4-4)$$

式中 A_{328}——328nm 波长下维生素 A 溶液的吸光度；

A_{316}——316nm 波长下维生素 A 溶液的吸光度；

A_{340}——340nm 波长下维生素 A 溶液的吸光度；

$A_{328(校正)}$——经过校正后的 328nm 波长下维生素 A 溶液的吸光度。

如果校正吸光度与未校正吸光度相差不超过 ±3.0%，则不用校正吸光度，仍以未校正的吸光度计算含量。

如果校正吸光度与未校正吸光度相差在 ±3% 至 ±15% 之间，则以校正吸光度计算含量。

如果校正吸光度超过未校正吸光度的 ±15% 或 ±3%，或者吸收峰波长不在 326~329nm，则供试品需按皂化提取法进行。

四、注意事项

（1）维生素 A 遇光易氧化变质，故操作应在半暗室中快速进行，测定中所用的乙醚，必须不含过氧化物。

（2）选用三点校正法测定，若仪器波长不够准确时，即会带入较大误差，故测定前应校正仪器波长。

（3）所用注射器及刀片必须洁净干燥，用后应以乙醚洗涤干净，不得沾污维生素 A 残留物。

（4）维生素 AD 胶丸含维生素 A 10000 单位，维生素 D 1000 单位。1IU（国际单位）相当于 0.344μg 的全反式维生素 A 乙酸酯。

思考题

（1）按下列操作步骤制备供试品溶液，请计算应取胶丸内容物多少克？（已知胶丸内容物平均质量为 W）

精密称取胶丸内容物 x g，置于 100mL 容量瓶中，加环己烷稀释至刻度，摇匀，再精密量取 2mL，置于另一个 25mL 的容量瓶中，加环己烷稀释至刻度，摇匀，即得（9～15 单位/mL）。

（2）计算式（4-3）中，1900 的物理含义是什么？如何导出的？

第五节 维生素 C 及其制剂的含量测定

一、目的要求

（1）掌握直接碘量法的测定原理及操作方法。
（2）掌握常用辅料对制剂含量测定的干扰及排除。
（3）掌握含量的计算方法。

二、实验原理

维生素 C 具有强还原性，在乙酸的酸性条件下，可被碘定量氧化。根据消耗碘滴定液的体积，即可计算维生素 C 的含量。片剂测定时，应过滤除去赋形剂，避免干扰。注射剂测定时要加丙酮 2mL，以消除抗氧剂的干扰。碘量法测定原理见图 4-4。

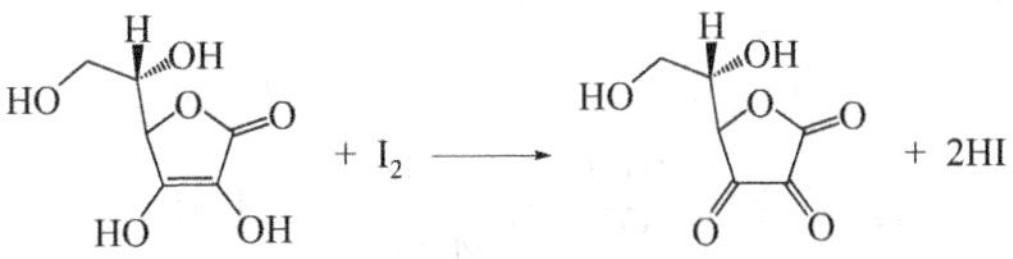

图 4-4 碘量法测定原理

三、实验方法

1. 维生素 C 原料药

本品为 L-抗坏血酸，含 $C_6H_8O_6$ 不得少于 99.0%。

取本品约 0.15g，精密称定，加新沸过的冷水 100mL 与稀乙酸 10mL 使其溶解，加淀粉指示液 1.0mL，立即用碘滴定液（0.05mol/L）滴定，至溶液显蓝色并在 30s 内不褪色。1mL 碘滴定液（0.05mol/L）相当于 8.806mg 的 $C_6H_8O_6$。

2. 维生素 C 片

本品为白色或略带淡黄色片。含维生素 C 应为标示量的 93.0%～107.0%。

取本品 20 片，精密称定，研细，精密称取适量（约相当于维生素 C 0.2g），置于 100mL 量瓶中，加新沸过的冷水 100mL 与稀乙酸 10mL 的混合液适量，振摇使维生素 C 溶解并稀释至刻度，摇匀，经干燥滤纸迅速过滤，精密量取滤液 50mL，加淀粉指示液 1.0mL，用碘滴定液（0.05mol/L）滴定，至溶液显蓝色并在 30s 内不褪色。1.0mL 碘滴定液（0.05mol/L）相当于 8.806mg 的 $C_6H_8O_6$。计算方法：

$$标示量 = \frac{TVF}{W} \times \frac{\overline{W}}{标示量} \times 100\% \tag{4-5}$$

式中　W——样品取样量；

　　　$\overline{W}$——平均片重；

　　　V——实验消耗滴定液的体积；

　　　T——碘滴定液的滴定度；

　　　F——校正因子。

3. 维生素 C 注射液

本品为维生素 C 的灭菌水溶液，为无色至微黄色的澄清液体，可加适量的焦亚硫酸钠为稳定剂，含维生素 C 应为标示量的 90.0%～110.0%。

精密量取本品适量（约相当于维生素 C 0.15g），加水 15mL、丙酮 2.0mL，摇匀，放置 5min，加稀乙酸 4.0mL、淀粉指示液 1.0mL，用碘滴定液（0.05mol/L）滴定，至溶液显蓝色并在 30s 内不褪色。1mL 碘滴定液（0.05mol/L）相当于 8.806mg 的 $C_6H_8O_6$。计算方法：

$$标示量 = \frac{TVF}{V_s} \times \frac{1}{标示量} \times 100\% \tag{4-6}$$

式中　V_s——样品取样量；

　　　V——实验消耗滴定液的体积；

　　　T——碘滴定液的滴定度；

　　　F——校正因子。

四、注意事项

维生素 C 易被空气中的 O₂ 氧化，因此过滤、滴定等操作应快，接近终点时则应减慢滴定速度，滴定至溶液显蓝色并持续 30s 不褪色确认为终点。

思考题

(1) 维生素 C 含量的测定中为什么加新沸过的冷水？加稀乙酸的作用是什么？

(2) 维生素 C 片的含量测定中，过滤的目的是什么？如何操作？

(3) 注射液含量测定中，为什么要加入丙酮？

(4) 维生素 C 的含量测定，还可以采用何种方法？比较所有方法的优缺点。

第六节　气相色谱法测定酊剂中乙醇含量

一、目的要求

(1) 学习气相色谱仪的一般操作技术及其使用要点。

(2) 熟悉气相色谱法用于酊剂含醇量测定的基本原理及其体积分数的计算方法。

二、实验原理

本实验采用相对校正因子法测定酊剂中的乙醇含量，方法是先配制已知浓度的标准样品，将一定量的内标物加入其中，再按相同量将内标物加入试样中。分别进样，由式（4-7）计算相对校正因子，并由式（4-8）求出试样中乙醇的含量（体积分数）：

$$f = \frac{A_正}{A_乙} \times \frac{V_乙}{V_正} \tag{4-7}$$

式中　$A_正$——标准品溶液中内标物正丙醇的峰面积；

　　　$A_乙$——标准品溶液中乙醇的峰面积；

　　　$V_正$——标准品溶液中正丙醇的体积；

　　　$V_乙$——标准品溶液中乙醇的体积；

　　　f——相对校正因子。

$$w(\text{体积分数}) = \frac{f \times \dfrac{A_乙}{A_正} V_正}{V_样} \times 100\% \qquad (4\text{-}8)$$

式中　$A_正$——标准品溶液中内标物正丙醇的峰面积；

　　　$A_乙$——标准品溶液中乙醇的峰面积；

　　　$V_正$——标准品溶液中正丙醇的体积；

　　　$V_样$——藿香正气水的取样体积；

　　　f——相对校正因子。

三、色谱条件

　　HP-5 石英毛细柱，30m×0.32mm×0.25μm，进样口温度 180℃，柱温 90℃，检测器为 FID 检测器、温度 230℃，H_2 流速 30mL/min，空气流速 300mL/min，N_2 压力 0.08MPa，内标物为正丙醇（AR），进样量 0.2μL。

四、操作步骤

1. 系统实用性实验

　　精密量取无水乙醇 4.0mL、5.0mL、6.0mL，分别精密加入正丙醇 5.0mL，加水稀释至 100mL，摇匀，用微量注射器分别吸取上述溶液 0.2μL，注入色谱仪，记录保留时间及峰面积，按式（4-7）、式（4-8）计算相关参数。用正丙醇计算的塔板数应大于 700（柱效）；乙醇和正丙醇两峰的分离度应大于 2；上述 3 份溶液各注射 3 次，所得 9 个校正因子的变异系数不得大于 2.0%；待测成分拖尾因子应为 0.95～1.05。

2. 标准溶液的制备

　　精密量取恒温至 20℃的无水乙醇和正丙醇各 5mL，加水稀释至 100mL，摇匀，即得。

3. 供试溶液的制备

　　精密量取恒温至 20℃的供试品适量（相当于乙醇约 5mL）和正丙醇 5mL，加水稀释至 100mL，摇匀，即得。

4. 测定法

　　取标准溶液和供试品溶液各 0.2μL，分别连续进样 3 次，计算出供试品溶液中的乙醇含量，取 3 次计算的平均值作为结果。

五、注意事项

（1）使用气相色谱仪应严格遵守操作规程。

（2）实验室及氢气钢瓶附近应杜绝火源。

（3）实验完毕后，待载气、氢气转子流量计降至零位时，再关闭钢瓶上的分压阀门。

（4）爱护微量注射器，进样时动作应谨慎，防止损坏。

思考题

（1）气相色谱法用于定量时可采用哪几种方法？试述其特点。

（2）选用内标法有何优点？内标物的选择是根据哪些原则？

（3）FID 的主要特点是什么？本实验为什么要选择氢焰检测器？

第七节　HPLC 法测定复方 APC 片中咖啡因的含量

一、实验目的

（1）掌握高效液相色谱法的基本原理及操作步骤。

（2）熟悉高效液相色谱法在测定药物有效成分中的应用。

（3）利用外标法测定药物含量，并掌握计算方法。

二、实验原理

高效液相色谱法是用高压输液泵将具有不同极性的单一溶剂或不同比例的混合溶剂、缓冲液等流动相泵入装有固定相的色谱柱，经进样阀注入供试品，由流动相带入柱内，在柱内各组分被分离后，依次进入检测器，色谱信号由记录仪或积分仪记录。本实验采用外标法，分别测定标准品溶液及供试品溶液中咖啡因的峰面积，按式（4-9）计算复方 APC 片中咖啡因的含量：

$$C_x = A_x \times \frac{C_R}{A_R} \tag{4-9}$$

式中　A_x——咖啡因的峰面积；

　　　C_R——咖啡因标准溶液浓度；

A_R——咖啡因标准溶液中咖啡因的峰面积；

C_x——供试品中咖啡因的浓度。

三、色谱条件

色谱柱：Sinochrom BP 柱（4.6mm×200mm，5μm）。流动相：甲醇-水（60：40）。检测波长：287nm。柱温：35℃。流速：1mL/min。进样量：10μL。

四、实验步骤

1. 标准品溶液的制备

精密称取咖啡因标准品 4.0mg，置于 100mL 容量瓶中，以色谱甲醇溶解定容至刻度，即得 40μg/mL 的标准品溶液。

2. 供试品溶液的制备

取本品 10 片，研碎，计算平均片重，精密称取相当于 2 片 APC 的质量，置于100mL 容量瓶中，定量加入无水甲醇 60mL，35℃下超声处理 30min 后用无水甲醇稀释至刻度，摇匀，过滤，滤液定容至 100mL，精密移取滤液 2mL 定容至 25mL，用无水甲醇定容，摇匀，即得。进样前经 0.45μm 微孔滤膜过滤。

3. 含量测定

分别取标准品溶液和供试品溶液 10μL 注入高效液相色谱仪，按既定色谱条件进行测定，记录色谱图，计算咖啡因含量。

五、注意事项

（1）进样前，对照品溶液与供试品溶液均需用 0.45μm 微孔滤膜过滤。

（2）流动相使用前必须经过脱气、过滤处理。

思考题

（1）在仪器操作过程中，应注意哪些方面？

（2）用 HPLC 法测定中药中有效成分的含量，主要优势是什么？

参考文献

[1] 国家药典委员会.中华人民共和国药典［M］.北京：中国医药科技出版社，2015.

[2] 杭太俊.药物分析［M］.北京：人民卫生出版社，2016.

[3] 陈文娟，刘灿.药物分析实验 [M].北京：中国医药科技出版社，2008.

[4] 范国荣.药物分析实验指导 [M].北京：人民卫生出版社，2011.

[5] 杭太俊.药物分析实验与指导 [M].北京：中国医药科技出版社，2013.

[6] 彭虹，吴虹.药物分析实验 [M].北京：中国医药科技出版社，2015.

[7] 宋敏.药物分析实验与指导 [M].北京：中国医药科技出版社，2015.

第五章 天然药物化学实验

Chapter 05

第一节 芦丁的提取与鉴定

槐花米系豆科槐属植物槐树的花蕾，自古用作止血药物。治疗吐血、子宫出血等症，所含主要成分为芦丁，含量高达 12%～16%，可以调节毛细血管渗透性，临床用作毛细血管止血药，复方芦丁也作为高血压的辅助治疗药物。

一、结构性质

（1）芦丁　化学结构式见图 5-1，淡黄色细小针晶，熔点为 177～178℃。芦丁溶于热水（1∶200），难溶于冷水（1∶10000）；溶于热甲醇（1∶7），冷甲醇（1∶100），热乙醇（1∶60），冷乙醇（1∶650）；难溶于乙酸乙酯、丙酮；不溶于石油醚、苯及氯仿等，易溶于碱液中呈黄色，酸化后又析出。

（2）槲皮素　化学结构式见图 5-2，黄色结晶，熔点为 313～314℃。溶于冷乙醇（1∶300），可溶于冰醋酸、丙酮、吡啶、乙酸乙酯等溶剂中，不溶于石油醚、乙醚和水。

图 5-1　芦丁化学结构式　　　　　　　　图 5-2　槲皮素化学结构式

二、目的要求

（1）通过芦丁的提取与精制，掌握黄酮类化合物的提取方法和原理。

（2）通过芦丁结构的鉴定，掌握黄酮类化合物结构研究的一般程序及方法。

（3）通过薄层色谱、IR、UV进行芦丁鉴定，掌握这些方法在黄酮类化合物结构鉴定中的作用。

三、实验原理

第一种方法：利用芦丁在冷热水（乙醇）中溶解度的差异进行提取（精制原理）。

第二种方法：黄酮苷类化合物具有一定的极性，难溶于酸性水，易溶于碱性水，用碱提酸沉法即可沉淀析出。芦丁结构中含有酚羟基，能与碱成盐而溶于水中，再加酸调 pH 4～5，游离析出。

四、实验过程

1. 提取

（1）方法 1（碱溶酸析法）　取 20g 槐花米（磨碎）置于 500mL 烧杯中，加 0.4％硼砂水溶液 200mL，在搅拌下以石灰乳调 pH 8～9，微沸 30min，补充失去的水分，并保持 pH 8～9，静置 10min，纱布过滤。重复提取一次，合并滤液。滤液用盐酸调 pH 5 左右，再加 0.5mg 尼泊金，放置过夜，抽滤，沉淀水洗 3～4 次，置空气中自然干燥得粗芦丁，称重计算得率。

（2）方法 2（醇提法）　取 20g 槐花米置于 500mL 圆底烧瓶中，加 150mL 乙醇加热回流 1h，稍冷后抽滤，滤渣再加乙醇 100mL 回流 1h，合并提取液，放冷，析出絮状沉淀，过滤，滤液浓缩至 50mL，放置过夜，滤取析出结晶，母液继续浓缩一半，放置析出结晶。合并结晶，用 30～50mL 乙醚分次洗去脂溶性成分，再用 10mL 丙酮洗涤一次，得粗芦丁，计算得率。

（3）方法 3（直接水提法）　取 20g 槐花米，置于 1000mL 烧杯中，加 600mL 水，煮沸 30min，趁热过滤（四层纱布夹脱脂棉），滤渣重复提取两次（每次用 300mL 水，煮沸 20min），合并三次滤液，静置 24h 析出沉淀，抽滤，用少量水洗涤 2～3 次，得芦丁粗品，自然干燥，计算得率。

2. 精制

方法 1：取 2g 粗芦丁，加 50～60mL 乙醇，趁热抽滤，将溶液浓缩至约 20～30mL，放置，析出结晶，母液再浓缩一半，又析出结晶，合并结晶再用乙醇重结晶一次，测熔点。

方法 2：取 2g 粗芦丁，加 400mL 蒸馏水，趁热抽滤（以滑石粉助滤），放置过夜，结晶，抽滤，得精制芦丁，测熔点。

3. 鉴定

（1）用 5mL 乙醇溶解 10mg 芦丁精制品，得到样品溶液。

（2）三氯化铝纸片反应　样品溶液滴在一张滤纸条上后，加两滴 1％三氯化铝乙醇溶液，紫外灯下观察荧光变化。

（3）Molish 反应　取 1mL 样品溶液，加入 10％ α-萘酚溶液 1mL，振荡后斜置试管，沿管壁滴加浓硫酸，静置，观察并记录液面交界处的颜色变化。

（4）盐酸-镁粉反应　取少量样品溶液于试管中，加入少许金属镁粉，滴加 2～3 滴盐酸，记录颜色变化。

（5）纸层析鉴定

样品：1％芦丁乙醇溶液（样品、对照品）。

点样：取 15cm 长的 1 号新华滤纸，宽度视需要而定，在离一端 2cm 处画一铅笔线，每隔 1.5cm 点样。

展开剂：用溶剂系统 25％乙酸水溶液或正丁醇-乙酸-水（4∶1∶5 或 4∶1∶1）。

显色：①可见光下观察黄色斑点，紫外光下观察荧光斑点；②经氨气熏后再观察；③喷三氯化铝试剂后再观察。

（6）红外光谱　固体 KBr 压片法，3422cm^{-1}（—OH），1658cm^{-1}（C＝O）、1602cm^{-1}、1502cm^{-1}（苯），1457cm^{-1}（亚甲基的剪切振动）。

思考题

试阐述芦丁进行三氯化铝纸片反应、Molish 反应、盐酸-镁粉反应的反应原理。

第二节　绞股蓝总皂苷的提取和制剂鉴别

绞股蓝为葫芦科植物绞股蓝的根茎或全草，中药名为七叶胆，广泛分布于我国南部。有消炎解毒、止咳祛痰功能，用于治疗病毒性肝炎、肾盂肾炎等。全草含黄酮及皂苷等成分，现已分离了 60 多种皂苷，其中不少与人参皂苷骨架相同。绞股蓝总皂苷有类似人参的免疫增强作用，且无副作用，因而引起了人们的广泛关注。绞股蓝已经实现了工业提取，广泛用于药品、食品、饮料中。在抗衰老、降低血脂等方面有较好的效果。

一、绞股蓝总皂苷的结构特征与物理性质

绞股蓝总皂苷主要为四环三萜的达玛烷型结构，其中 6 种与人参皂苷相同，绞股蓝总皂苷 3、4、8、12 分别与人参皂苷 Rp3、Rb3、Rd、Rf 在化学结构上完全相同。绞股蓝总皂苷分子中通常含有多分子糖，极性强，有较好的水溶性。

二、目的要求

（1）掌握皂苷的提取方法。

（2）熟悉大孔吸附树脂纯化绞股蓝总皂苷的操作方法。

（3）熟悉皂苷及其制剂的鉴定方法。

三、基本原理

绞股蓝总皂苷有较好的水溶性，可用水提取。绞股蓝总皂苷分子中同时含有非极性部分三萜母核，在非极性大孔树脂上能较好地被吸附；而极性较大的成分如糖类，则在非极性大孔树脂上难以吸附，因而选用非极性大孔树脂 D101 型可将绞股蓝水提物中的总皂苷与糖类等水溶性成分较好分离。

四、实验操作

1. 提取

取 10g 绞股蓝粗粉，加 200mL 水，微波辅助萃取 3min，离心过滤，滤液用 2％氢氧化钠溶液调 pH 9～10，静置，滤除沉淀，滤液备用。

2. 纯化

（1）大孔吸附树脂的准备 取 200mL 浸泡过夜的 D101 型大孔吸附树脂，湿法装柱（1.0cm×28cm），用 95％乙醇洗涤，至流出液加等量水后几乎无白色浑浊为止，用蒸馏水洗至无醇味。

（2）纯化 将绞股蓝提取液以 2mL／min 的速度通过大孔吸附树脂柱，待溶液全部出柱后，用 2％氢氧化钠溶液洗涤，控速 5mL／min。当流出液接近无色时，改用水洗，至流出液 pH 值接近 7 为止。然后用 95％乙醇洗脱，收集醇洗脱液至无绞股蓝皂苷洗出（薄层色谱法检查）。醇洗脱液加入少量活性炭回流 10min，趁热过滤，滤液回收乙醇至小体积，水浴蒸干，刮松，得白色鳞片状晶体，为绞股蓝总皂苷。

3. 鉴定

呈色反应

① 乙酸酐-浓硫酸反应：取少许绞股蓝总皂苷，置于蒸发皿中，滴加 1mL 冰醋酸溶解，再加 1mL 乙酸酐，然后于溶液边沿滴加浓硫酸，观察颜色变化。

② Molish 反应：取绞股蓝总皂苷少许于试管中，加 1mL 无水乙醇溶解，滴加 α-萘酚试剂 1mL，沿试管壁加入 3mL 硫酸，静置，观察并记录液面交界处的颜色变化。

4. 绞股蓝片中总皂苷的薄层色谱鉴别

本品为绞股蓝浸膏加入淀粉等辅料制成的片剂。

（1）预处理

① 供试液制备　取本品 3 粒，用水溶去糖衣，用滤纸擦干水分，加无水乙醇 5mL，浸提 30min，适当振摇，过滤得供试液。

② 对照液制备　a. 取自制绞股蓝总皂苷样品，加乙醇溶解成 1mL 含 1mg 的溶液；b. 取人参皂苷 Rb1 对照品适量，加乙醇溶解成 1mL 含 1mg 的溶液。

（2）薄层色谱鉴别

薄层板：硅胶 G 薄层板，5cm×15cm。

点样：供试液、对照液各 10mL。

展开剂：正丁醇-乙酸乙酯-水（4∶1∶5）。

展开方式：上行展开。

显色：喷硫酸-乙醇（1∶1）溶液，105℃加热显色。

观察记录：记录斑点位置和颜色。

五、注意事项

（1）绞股蓝提取液用碱液调 pH 9～10 后，应放置适当时间，便于析出的粒子聚集，以利于过滤。在碱性条件下，绞股蓝总皂苷能较好地吸附于树脂上，而其他杂质成分形成离子型化合物随溶液流出，利于纯化。

（2）上样速度不宜过快，过快影响树脂与溶质间的吸附交换平衡，导致吸附容量下降。

（3）皂苷经树脂吸附后，洗除在树脂表面或内部残留的杂质时，用碱液的效果较水洗好。因为碱液改变了杂质的极性，从而改变了杂质被吸附的能力。

（4）洗脱液含有少量的有色物质，可通过活性炭脱色除去。活性炭的用量不宜过多，以免造成皂苷的损失，本实验以 0.2～0.3g 为宜。

思考题

(1) 采用大孔树脂进行绞股蓝总皂苷纯化时，为什么要收集95%乙醇的洗脱部分？

(2) 绞股蓝总皂苷发生乙酸酐-浓硫酸反应、Molish反应的原理是什么？

第三节　从三颗针中提取、分离小檗碱与小檗胺

三颗针为小檗属植物，种类繁多，是黄连、黄柏的重要替代品。根中含多种生物碱，有季铵类生物碱，如小檗碱、药根碱等；有叔胺碱，如小檗胺、尖刺碱等。

小檗碱是常用抗菌药，对肠炎、上呼吸道感染等疾病有良好疗效。小檗胺有升白（细胞）、降压等作用，对预防和治疗白细胞减少的疗效较好。

一、实验目的

(1) 了解小檗碱、小檗胺的结构与性质。

(2) 了解小檗碱、小檗胺的各种提取分离方法，掌握其酸水法提取分离的操作技术。

(3) 了解小檗碱、小檗胺的鉴识反应及薄层色谱鉴别。

二、实验原理

1. 小檗碱（又名：黄连素）

小檗碱的化学结构式见图5-3，黄色针晶，能缓缓溶于水（1∶20）、乙醇（1∶100），易溶于热水及热乙醇，难溶于石油醚、乙醚。在自然界多以季铵盐的形式存在，其盐酸盐、氢碘酸盐、硫酸盐、硝酸盐均难溶于水，易溶于热水。

2. 小檗胺

小檗胺的化学结构式见图5-4，白色或无色晶体，难溶于水，易溶于乙醇、氯仿、石油醚。

本实验的提取分离原理是：小檗碱、小檗胺的硫酸盐易溶于水，小檗碱的盐酸盐难溶于水，小檗胺的盐酸盐可溶于水；游离的小檗碱为季铵碱，可溶于水，游离的小檗胺为叔胺碱，难溶于水。因此，将植物原料用稀 H_2SO_4 溶液浸泡，然后用石灰乳调 pH 12 左右时，小檗碱游离而溶于水，小檗胺含酚羟基成钙盐也溶于水，黏液质及过量硫酸生成不溶性钙盐而沉淀析出，再加 NaCl，并用盐酸调 pH 8 左右

时，小檗碱成难溶性的小檗碱盐酸盐而析出，小檗胺游离析出，最后利用小檗碱盐酸盐在热水中溶解度较大的性质与小檗胺分离。

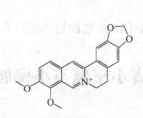

图 5-3　小檗碱化学结构式

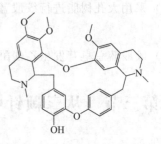

图 5-4　小檗胺化学结构式

三、实验步骤

1. 小檗碱与小檗胺的提取分离

取 100g 三颗针粗粉，置于 1000mL 锥形瓶中，加 700mL 体积分数 0.4% 的 H_2SO_4 回流 5min，然后室温浸泡 24h，用双层纱布过滤，搅拌下加入石灰乳调 pH 12，静置 30min，待沉淀完全后，抽滤。滤液中加入滤液质量 8% 的固体 NaCl，滴加浓盐酸调 pH 8.0~8.5 进行盐析，80℃ 保温 30min，抽滤，80℃ 条件下烘干沉淀。

2. 精制

（1）小檗碱　将粗品研碎，加粉末质量的 30 倍量去离子水，煮沸，趁热保温过滤。滤液趁热加浓盐酸调 pH 2，冷却至室温以下即有盐酸小檗碱结晶析出，用冷水洗涤、抽滤，得到黄色盐酸小檗碱结晶，并在 80℃ 下烘干。

（2）小檗胺　将（1）中趁热保温过滤所得的滤饼在 80℃ 条件下烘干，加 30 倍量乙醚，水浴回流提取 20min，稍冷后抽滤。滤液回收乙醚，剩 5~7mL 时滴加石油醚，静置，析出白色沉淀，过滤，酌加少量石油醚洗涤得到小檗胺精品。

3. 薄层色谱

层析板：硅胶 G 薄层板。

展开剂：氯仿-甲醇-氨水（15：4：0.5）。

样品：小檗碱盐酸盐乙醇液，小檗碱盐酸盐标准品液，小檗胺乙醇液，小檗胺标准品液。

显色：碘蒸气或改良碘化铋钾。

实验流程如图 5-5 所示。

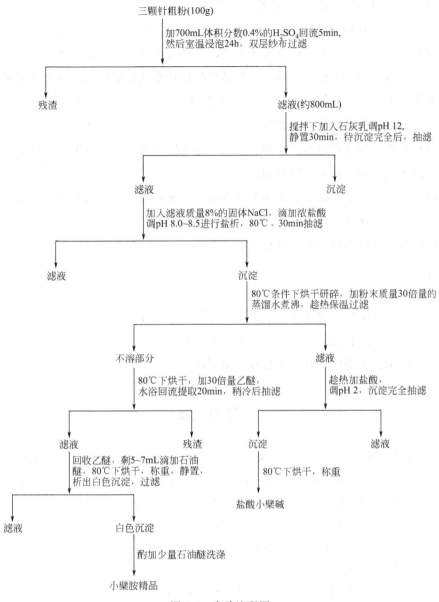

图 5-5　实验流程图

四、注意事项

（1）浸泡用的硫酸体积浓度以 0.4％为宜，此时生成的硫酸小檗碱在水中溶解度较大；若加入过量，小檗碱就形成酸式硫酸盐，水中溶解度就降低（1：100），会影响小檗碱的提取量，冷浸时间及次数都不宜过多，否则杂质含量相对增加，一般冷浸 24h 可浸出 92% 的成分，浸出两次即可。

(2) 用石灰乳调 pH 12 时，小檗碱呈游离状态溶于水中（1∶50），而小檗胺含有酚羟基，在此 pH 下也成盐而溶于水，该步极难过滤，注意不要振荡。

(3) 盐析时调 pH 8.0～8.5，小檗碱以盐酸盐形式沉淀析出，氯化小檗碱在水中溶解度为 1∶500，而小檗胺在此 pH 条件下，酚羟基不能成盐溶解，而生成难溶于水的游离小檗胺，同时沉淀析出。

(4) 盐酸小檗碱在热水中溶解度较大，小檗胺难溶水，所以可以用热水溶解小檗碱，而达到与小檗胺分离的目的。

(5) 小檗胺易溶于乙醚，而小檗碱难溶于乙醚，用乙醚回流可提出小檗胺，而除去水溶性季铵碱类。

(6) 若小檗碱不纯时可重复精制。

思考题

(1) 三颗针中的主要成分和黄连相同，那它能不能代替黄连作药用呢？

(2) 影响产品脱色效果的主要因素有哪些？

(3) 小檗胺干燥时为什么选择在室温下风干？

参考文献

[1] 上海药物研究所.中草药有效成分的提取和分离 [M].上海：上海人民出版社，1972.

[2] 李伯廷.植物药有效成分的提取分离 [M].太原：山西高校联合出版社，1993.

[3] 李伯廷，等.大孔吸附树脂在天然产物中的应用 [J].中草药，1990，21（8）：378.

[4] 芦金涛，等.吸附树脂法提取绞股蓝皂甙 [J].中成药，1992，14（4）：2.

[5] 张国安，等.绞股蓝化学成分的研究 [J].中成药研究，1986，（3）：30.

[6] 国家药典委员会.中国药典 [M].北京：化学工业出版社，2010.

[7] 江苏新医学院.中药大辞典 [M].上海：上海科学技术出版社，1986.

生物制药基础实验

Chapter 06

生物制药基础实验包括生物化学实验和微生物学实验两部分，主要学习生物分子（蛋白质、酶、糖、核酸）的定性、定量测定和分离提取制备，学习酶活性的测定方法以及生物化学研究中最基本的电泳、色谱法等有关实验技术和方法；学习微生物的培养、分离、鉴定和应用。

第一节　蛋白质的等电点测定和沉淀反应

一、实验目的

（1）学习蛋白质的两性解离性质及学习测定蛋白质等电点的方法。

（2）了解蛋白质沉淀的几种方法及其实用意义。

（3）了解蛋白质变性与沉淀的关系。

二、实验原理

1. 蛋白质等电点的测定

蛋白质是两性电解质，其分子的解离状态和解离程度受溶液的 pH 影响，当溶液的 pH 达到一定数值时，蛋白质既不向阴极移动，也不向阳极移动，溶液中的蛋白质呈电中性，此时溶液的 pH 值称为该蛋白质的等电点。在等电点时，蛋白质的理化性质都有变化，可利用此种性质的变化测定各种蛋白质的等电点。最常用的方法是测其溶解度最低时的溶液 pH 值。

本实验用乙酸与乙酸钠配制成各种不同 pH 值的缓冲液，向各缓冲溶液中加入酪蛋白。沉淀出现最多的缓冲液的 pH 值即为酪蛋白的等电点。

2. 蛋白质的沉淀及变性

在水溶液中的蛋白质分子，由于表面生成水化层和电荷层而成为稳定的亲水胶体颗粒，在一定的理化因素影响下，蛋白质颗粒可因失去电荷和脱水而沉淀。

蛋白质的沉淀反应可分为两类。

（1）可逆沉淀反应　此时蛋白质分子的结构未发生显著变化，除去引起沉淀的因素后，蛋白质的沉淀仍能溶解于原来的溶剂中，而保持其天然性质不变。如大多数蛋白质的盐析作用或在低温下用乙醇（或丙酮）短时间作用于蛋白质产生的沉淀反应。

（2）不可逆沉淀反应　此时蛋白质分子内部结构发生重大改变，蛋白质常变性而沉淀，不再溶于原来溶剂中。加热引起的蛋白质沉淀与凝固，蛋白质与金属离子或某些有机酸的反应都属于此类。

蛋白质变性后，有时由于维持溶液稳定的条件仍然存在（如电荷），其并不析出。因此变性蛋白质并不一定都表现为沉淀，而沉淀的蛋白质未必都变性。

三、实验方法

1. 蛋白质等电点的测定

取同样规格的试管 4 支，按表 6-1 的顺序分别精确地加入各试剂，然后混匀。

表 6-1　蛋白质等电点的测定

试管号	蒸馏水/mL	0.01mol/L 乙酸/mL	0.1mol/L 乙酸/mL	1.0mol/L 乙酸/mL
1	8.4	0.6		
2	8.7		0.3	
3	8.0		1.0	
4	7.4			1.6

向以上试管中加酪蛋白的乙酸钠溶液 1mL，加一管，摇一管。此时 1、2、3、4 管的 pH 值依次为 5.9、5.3、4.7、3.5，观察其浑浊度，静置 10min，再观察其浑浊度，最浑浊的一管的 pH 值即为酪蛋白的等电点。

2. 蛋白质的沉淀及变性

（1）蛋白质的盐析　加 5% 卵清蛋白溶液 5mL 于试管中，再加等量的饱和硫酸铵溶液，混匀后静置数分钟后析出球蛋白的沉淀，倒出少量浑浊沉淀，加少量水，观察是否溶解，为什么？将管内内容物过滤，向滤液中加入硫酸铵粉末至不再溶解为止，此时析出的沉淀为清蛋白。

取出部分清蛋白，加少量蒸馏水，观察沉淀的生成再溶解。

（2）重金属离子沉淀蛋白质　将蛋白质溶液 2mL 加入 1 支试管中，再加入 3% 硝酸银溶液 1～2 滴，振荡试管，观察沉淀产生，放置片刻，倾去上清液，向沉淀中加入少量水，沉淀是否溶解？为什么？

（3）某些有机酸沉淀蛋白质　将蛋白质溶液2mL加入1支试管中，再加入5％三氯乙酸溶液1mL，振荡试管，观察沉淀的生成，放置片刻，倾出上清液，向沉淀中加入少量水，观察沉淀是否溶解。

（4）有机溶剂沉淀蛋白质　将2mL蛋白质溶液加入1支试管中，再加入95％乙醇2mL，混匀，观察沉淀的生成。

（5）乙醇引起的变性与沉淀　取5支试管，编号，按表6-2的顺序加入试剂。

表6-2　蛋白质的沉淀及变性

试剂/mL　　　管号	5％卵清蛋白溶液	0.1mol/L氢氧化钠溶液	0.1mol/L盐酸溶液	95％乙醇溶液	pH 4.7缓冲溶液
1	1	—	—	1	1
2	1	1	—	1	—
3	1	—	1	1	—

振摇混匀后，观察各管有何变化，放置片刻，向各管内加水8mL，然后在第2、3号管中各加1滴甲基红，再分别用0.1mol/L乙酸溶液及0.05mol/L碳酸钠溶液中和，观察各管颜色的变化和沉淀的生成。每管再加0.1mol/L盐酸溶液数滴，观察沉淀的生成再溶解。试解释各管发生的全部现象。

思考题

何谓蛋白质的等电点和沉淀反应？有何实用意义？

第二节　酵母RNA的提取与鉴定

一、实验目的

（1）学习稀碱法分离酵母RNA的原理与操作过程。
（2）了解RNA的组分并掌握定性鉴定的具体方法。

二、实验原理

（1）酵母核酸中RNA的含量较多，DNA的含量小于2％。
（2）RNA可溶于碱性溶液，当碱被中和后，可加乙醇使其沉淀，由此可得粗RNA制品。

(3) 用碱液提取的 RNA 有不同程度的降解。

三、实验方法

1. RNA 的提取

酵母 RNA 提取实验流程图见图 6-1。

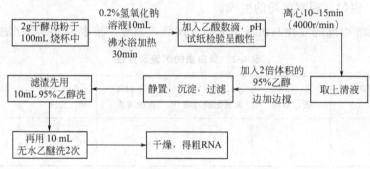

图 6-1 酵母 RNA 提取实验流程图

2. 鉴定

酵母 RNA 鉴定实验流程图见图 6-2。

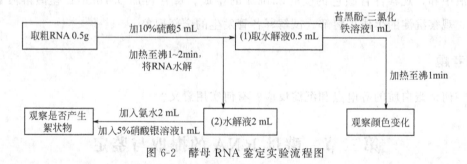

图 6-2 酵母 RNA 鉴定实验流程图

思考题

加热至沸 1min 后，溶液变成什么颜色？颜色变化的原因是什么？

第三节 糖酵解中间产物的鉴定

一、实验目的

学习糖酵解过程的中间步骤及利用抑制剂研究中间代谢产物的方法。

二、实验原理

碘乙酸对糖酵解过程中的 3-磷酸甘油醛脱氢酶具有抑制作用，使 3-磷酸甘油醛不再向前变化而积累。硫酸肼作为稳定剂，保护 3-磷酸甘油醛，使其不自发分解。利用 2，4-二硝基苯肼与 3-磷酸甘油醛在碱性条件下形成 2，4-二硝基苯肼-丙糖棕色复合物，其棕色程度与 3-磷酸甘油醛含量成正比。

三、实验方法

取小烧杯 3 只，分别加入新鲜酵母 0.3g，并按表 6-3 的加入量分别加入各试剂，摇匀。

表 6-3 糖酵解过程试剂加入量表

管号	1	2	3
酵母/g	0.3	0.3	0.3
5%葡萄糖/mL	10	10	10
10%三氯乙酸/mL	2	—	—
碘乙酸/mL	1	1	—
硫酸肼/mL	1	1	—
37℃保温 1.5h,观察发酵管产生气泡的量有何不同			
10%三氯乙酸/mL	—	2	2
碘乙酸/mL	—	—	1
硫酸肼/mL	—	—	1
摇匀,静置 5min,分别过滤			
管号	1′	2′	3′
滤液/mL	0.5	0.5	0.5
0.75mol/L NaOH/mL	0.5	0.5	0.5
摇匀,静置 10min			
2,4-二硝基苯肼/mL	0.5	0.5	0.5
摇匀,37℃水浴 10min			
0.75mol/L NaOH/mL	3.5	3.5	3.5
摇匀,观察各管颜色变化			

思考题

实验中哪一管生成气泡最多？哪一管最后生成的颜色最深？为什么？

第四节　SDS-PAGE 电泳测定蛋白质分子量

一、实验目的

(1) 掌握 SDS-PAGE 垂直板形电泳法的基本原理。

(2) 学习 SDS-PAGE 法测定蛋白质分子量的操作技术。

二、实验原理

SDS-PAGE 电泳法，即十二烷基硫酸钠-聚丙烯酰胺凝胶电泳法。

(1) 在蛋白质混合样品中，各蛋白质组分的迁移率主要取决于分子大小和形状以及所带电荷的多少。

(2) SDS 是一种阴离子表面活性剂，加入到电泳系统中能使蛋白质的氢键和疏水键打开，并结合到蛋白质分子上（在一定条件下，大多数蛋白质与 SDS 的结合比（SDS：蛋白质）为 1.4g/g）。在聚丙烯酰胺凝胶系统中，加入一定量的十二烷基硫酸钠（SDS)，使各种蛋白质-SDS 复合物都带上相同密度的负电荷，其数量远远超过了蛋白质分子原有的电荷量，从而掩盖了不同种类蛋白质间原有的电荷差别。此时，蛋白质分子的电泳迁移率主要取决于它的分子量大小，而其他因素对电泳迁移率的影响几乎可以忽略不计。

(3) 当蛋白质的分子量为 $15000 \sim 200000$ 时，电泳迁移率与分子量的对数值呈直线关系，符合方程：$\lg M_r = K - b m_R$。式中，M_r 为蛋白质的分子量；K 为常数；b 为斜率；m_R 为相对迁移率。在条件一定时，b 和 K 均为常数。

若将已知分子量的标准蛋白质的迁移率对分子量的对数作图，可获得一条标准曲线。未知蛋白质在相同条件下进行电泳，根据它的电泳迁移率即可在标准曲线上求得分子量。见图 6-3。

三、实验方法

1. 试剂

(1) 分离胶缓冲液（Tris-HCl 缓冲液，pH 8.9）　　取 1mol/L 盐酸 48mL，Tris 36.3g，用去离子水溶解后定容至 100mL。

(2) 浓缩胶缓冲液（Tris-HCl 缓冲液，pH 6.7）　　取 1mol/L 盐酸 48mL，Tris 5.98g，用去离子水溶解后定容至 100mL。

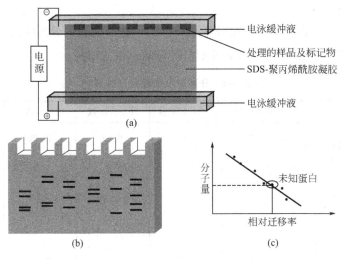

图 6-3　竖板的组装及分子量测定

（3）30％分离胶储液　配制方法与连续体系相同，称取丙烯酰胺（Acr）30g 及 N，N'-亚甲基双丙烯酰胺（Bis）0.8g，溶于重蒸水中，最后定容至 100mL，过滤后置于棕色试剂瓶中，4℃保存。

（4）10％浓缩胶储液　称取 Acr 10g 及 Bis 0.5g 溶于重蒸水中，定容至 100mL，过滤后置于棕色试剂瓶中，4℃储存。

（5）10％ SDS 溶液　SDS 在低温时易析出结晶，用前微热，使其完全溶解。

（6）1％ TEMED。

（7）10％过硫酸铵（AP）　现用现配。

（8）电泳缓冲液（Tris-甘氨酸缓冲液，pH 8.3）　称取 Tris 6.0g，甘氨酸 28.8g，SDS 1.0g，用去离子水溶解后定容至 1000mL。

（9）样品溶解液　取 SDS 100mg，巯基乙醇 0.1mL，甘油 1mL，溴酚蓝 2mg，0.2mol/L、pH 7.2 的磷酸缓冲液 0.5mL，加重蒸水至 10mL（遇液体样品浓度增加一倍配制），用来溶解标准蛋白质及待测固体。

（10）染色液　0.25g 考马斯亮蓝 R-250，加入 454mL 50％甲醇溶液和 46mL 冰醋酸即可。

（11）脱色液　75mL 冰醋酸、875mL 重蒸水与 50mL 甲醇混匀。

2. 实验步骤

（1）安装夹心式垂直板电泳槽　目前，夹心式垂直板电泳槽有很多型号，虽然设置略有不同，但主要结构相同，且操作简单，不易泄漏。可根据具体不同型号要求进行操作。主要注意：安装前，胶条、玻板、槽子都要洁净干燥；切勿用手接触灌胶面的玻璃。

（2）配胶　根据所测蛋白质分子量的范围，选择适宜的分离胶浓度。本实验采用 SDS-PAGE 不连续系统，按表 6-4 配制分离胶和浓缩胶。

表 6-4　分离胶及浓缩胶配制表

试剂名称	5%分离胶	7.5%分离胶	10%分离胶	15%分离胶	3%浓缩胶
分离胶储液 （30%Acr-0.8%Bis）/mL	3.33	5.00	6.66	10.00	—
分离胶缓冲液 （pH 8.9 Tris-HCl）/mL	2.50	2.50	2.50	2.50	—
浓缩胶储液 （10%Acr-0.5%Bis）/mL	—	—	—	—	3.0
浓缩胶缓冲液 （pH 6.7Tris-HCl）/mL	—	—	—	—	1.25
10%SDS/mL	0.20	0.20	0.20	0.20	0.10
1%TEMED/mL	2.00	2.00	2.00	2.00	2.00
重蒸馏水/mL	11.87	10.20	8.54	5.20	4.60
	混匀后，置于真空干燥器中，抽气 10min				
10%AP/mL	0.10	0.10	0.10	0.10	0.05

（3）制备凝胶板

① 分离胶制备　按表 6-4，配制 10%分离胶 20mL，混匀后用移液枪将凝胶液加至长、短玻璃板间的缝隙内，约 8cm 高，用移液枪取少许蒸馏水，沿长玻璃板板壁缓慢注入，约 3~4mm 高，进行水封。约 30min 后，凝胶与水封层间出现折射率不同的界线，表明凝胶完全聚合。倾去水封层的蒸馏水，再用滤纸条吸去多余水分。

② 浓缩胶的制备　按表 6-4，配制 3%浓缩胶 10mL，混匀后用移液枪将浓缩胶加到已聚合的分离胶上方，直至距离短玻璃板上缘约 0.5cm 处，轻轻将样品槽模板（梳子）插入浓缩胶内，避免带入气泡。约 30min 后凝胶聚合，再放置 10~20min。待凝胶凝固，小心拔去样品槽模板，用窄条滤纸吸去样品凹槽中的水分，将电泳缓冲液倒入上、下储槽中，应没过短板约 0.5cm 以上，即可准备加样。

（4）样品处理及加样　将标准蛋白及待测蛋白用样品溶解液溶解，使其浓度达到 0.5~1mg/mL，沸水浴加热 3min，冷却至室温备用。处理好的样品液如经长期存放，使用前应在沸水浴中加热 1min，以消除亚稳态聚合。

加样体积一般为 10~15μL（即 2~10μg 蛋白质）。如样品较稀，可增加加样体积。用微量注射器小心将样品通过缓冲液加到凝胶凹形样品槽底部，待所有凹形样品槽内均加有样品时，即可开始电泳。

（5）电泳　将直流稳压电泳仪开关打开，开始时将电流调至 10mA，待样品进入分离胶时，将电流调至 20～30mA，待蓝色染料迁移至底部时，将电流调回到零，关闭电源，拔掉固定板，取出玻璃板，用起胶器轻轻将一块玻璃撬开移去，在胶板一端切除一角作为标记，将胶板移至大培养皿中染色。

（6）染色及脱色　在培养皿中倒入染色液，染色 1h 左右，用蒸馏水漂洗数次，再用脱色液脱色，直到蛋白区带清晰，之后用直尺分别量取各条带与凝胶顶端的距离。

（7）计算

① 相对迁移率 m_R＝样品迁移距离（cm）/染料迁移距离（cm）。

② 以标准蛋白质分子量的对数，对相对迁移率作图，得到标准曲线，根据待测样品相对迁移率，从标准曲线上查出其分子量。

思考题

（1）SDS-聚丙烯酰胺凝胶电泳与聚丙烯酰胺凝胶电泳，在原理上有何不同？

（2）用 SDS-凝胶电泳法测定蛋白质分子量时，为什么要用巯基乙醇？

（3）用 SDS-聚丙烯酰胺凝胶电泳测定蛋白质的分子量，为什么有时和凝胶色谱分析所得结果有所不同？是否所有的蛋白质都能用 SDS-凝胶电泳法测定其分子量？为什么？

第五节　酪蛋白的制备及乳糖脎的制备

一、实验目的

学习从牛乳中制备酪蛋白和乳糖脎的原理和方法。

二、实验原理

酪蛋白是牛乳中的主要蛋白质，它在牛乳中的含量约为 35g/L。酪蛋白不是一种简单的蛋白质，而是一些含磷蛋白质的混合物。

酪蛋白在其等电点时的溶解度很低，利用这一性质，将牛乳 pH 调至 4.8，酪蛋白就可从牛乳中沉淀出来。酪蛋白不溶于乙醇，这个性质被用来从酪蛋白粗制剂中除去脂类杂质。

还原糖具有特殊的性质：在稀乙酸溶液中能与苯肼化合物生成脎。不同还原糖所生成的脎，化学结构不同，晶体、熔点和溶解度也各不相同。因此，成脎反应可用来鉴别不同的还原糖。糖脎形态图见图6-4。

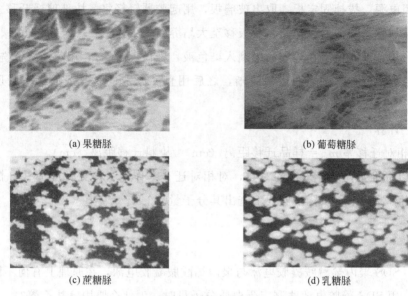

(a) 果糖脎　　　　　　　　　　　　　　　(b) 葡萄糖脎

(c) 蔗糖脎　　　　　　　　　　　　　　　(d) 乳糖脎

图 6-4　糖脎形态图

三、实验方法

1. 酪蛋白制备 （图 6-5）

在 500mL 烧杯中加入 50mL 牛乳。加热至 40℃，在搅拌下慢慢加入 40℃左右的乙酸缓冲液 50mL，调节 pH 到 4.8 左右。将上述悬浮液冷却至室温，放置5min，用细纱布过滤，分别收集沉淀和滤液。

将上述沉淀用少量水洗数次，然后悬浮于 30mL 乙醇中。将此悬浮液抽滤除去乙醇，再倒入乙醇-乙醚混合液洗涤沉淀（洗两次）。最后用乙醚洗涤沉淀两次，抽

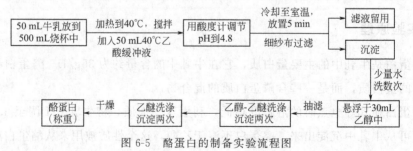

图 6-5　酪蛋白的制备实验流程图

干。将滤纸从布氏漏斗中移出，在实验台上自然摊开除去乙醚，干燥后得到酪蛋白纯品。准确称重后，计算出每 100mL 牛乳所制备出的酪蛋白数量（g/100mL），并与理论产量（3.5g/100mL）相比较。求出实际获得的百分率。

2. 乳糖脎制备

将上述滤液中加入过量碳酸钙粉末，以中和乙酸，然后取滤液 2mL，同时取 2% 乳糖溶液 2mL 作为对照，分别加入新配制的盐酸苯肼-乙酸钠混合物约 0.5g，混匀，沸水浴加热约 20min，取出，室温下自然冷却，至有沉淀析出，用小吸管吸出沉淀，放在载玻片上，用盖玻片盖好后，在显微镜下观察乳糖脎结晶。

思考题

（1）为什么酪蛋白可在等电点 pH 下沉淀出来？

（2）蛋白质为什么可以用有机溶剂沉淀？

（3）为什么可以利用糖成脎反应来鉴别各种糖？

第六节　考马斯亮蓝染料法测定蛋白质浓度

一、实验目的

学习考马斯亮蓝染料法测定蛋白质浓度的原理及操作方法。

二、实验原理

某些染料在一定的蛋白质浓度范围内能与蛋白质定量结合，因此可根据染色的深浅来判定蛋白质的含量。

1976 年，M. M. Brodford 发现考马斯亮蓝 G-250（coomassie brilliant blue G-250）与蛋白质结合后其光吸收波长从 465nm 改变为 595nm。他将染色液直接加到蛋白质溶液中，根据 A_{595} 的变化确定蛋白质溶液的浓度。考马斯亮蓝 G-250 法测定蛋白质浓度有如下优点：

（1）灵敏度高，其蛋白质检测量可达 1mg　蛋白质与染料结合后产生的颜色变化很大，蛋白质-染料复合物有更高的消光系数。

（2）测定快速、简便，只需加一种试剂　染料与蛋白质结合的过程，大约只要 2min 即可完成，其颜色可以在 1h 内保持稳定。

（3）干扰物质少　K^+、Na^+、Mg^{2+}、Tris 缓冲液、蔗糖、甘油、巯基乙醇、

EDTA 等均不干扰此测定法。

三、实验方法

(1) 1mg/mL 牛血清白蛋白母液的配置　取牛血清白蛋白 100mg，定容于 100mL 容量瓶中。

(2) 标准曲线的绘制　将 7 支 10mL 的试管按 0、1、2、3、4、5、6 编号，按表 6-5 加入试剂，配制得 7 种不同浓度的蛋白溶液，0 号管为对照，溶液混匀后即有紫红色出现，在 5~60min 时，在 595nm 处测吸光值，绘制标准曲线。

表 6-5　考马斯亮蓝染料法测定蛋白质浓度

试管号	0	1	2	3	4	5	6
取母液/mL	0	0.1	0.2	0.3	0.4	0.5	0.6
加入水/mL	1	0.9	0.8	0.7	0.6	0.5	0.4
加入考马斯亮蓝 G-250/mL	4	4	4	4	4	4	4

(3) 待测液的测定　取未知浓度的蛋白质溶液 1mL，加入考马斯亮蓝 G-250 溶液 4mL，混匀，其余与标准曲线的操作相同。对照标准曲线求得未知液的蛋白浓度。

思考题

本实验方法所得的测定值和样品实际值之间的误差主要是由什么原因引起的？

第七节　影响唾液淀粉酶活性的一些因素

一、实验目的

(1) 学习酶的性质。
(2) 掌握影响酶活性的各种因素以及原理。

二、实验原理

1.温度对酶活性的影响

温度对酶活性有显著影响，在一定的温度范围，酶的活性通常随温度的升高而升高，因为有更多的分子成为活化分子；反之，下降。一方面，通常温度每升高 10℃，反应速率加快 1 倍左右，最后反应速率达到最大值。另一方面，酶是一种蛋白质，温度提高可引起蛋白质变性，导致酶失活。因此，每种酶都有它的最适温度，即酶促反应速率最大值时的温度。

2. pH 对酶活性的影响

酶活性受环境 pH 的影响，在一定 pH 值下，酶表现出最大活性，高于或低于此 pH 值，酶活力降低，通常把表现出酶最大活性的环境 pH 值称为该酶的最适 pH 值。

3. 激动剂和抑制剂对酶活性的影响

许多物质能影响酶的催化活性，能加速酶的催化作用的物质称为激动剂，能抑制酶的催化作用的物质称为抑制剂。本实验分别考察了 NaCl 和 $CuSO_4$ 对唾液淀粉酶的激动和抑制作用。

唾液内的淀粉酶可将淀粉逐步水解成各种不同大小的糊精分子，最终产物为麦芽糖和少量的葡萄糖。它们遇碘呈不同的颜色。直链淀粉遇碘呈蓝色；糊精分子从大到小的顺序，遇碘可呈蓝色、紫色、暗褐色和红色，最小的糊精和麦芽糖遇碘不显颜色。

淀粉 ——————→ 紫色糊精 ——————→ 红色糊精 ——————→ 麦芽糖和少量葡萄糖

与 I_2 呈蓝色　　与 I_2 呈紫色　　与 I_2 呈红色　　与 I_2 不显色

三、实验方法

1. 唾液淀粉酶的制备

（1）提取　实验者先用水漱口以清洁口腔，然后含一小口蒸馏水（约 5mL）于口中轻漱 1~2min。

（2）过滤　将口腔中的酶提取液用一层脱脂棉过滤。

（3）稀释　取滤液 2mL，用水定容到 100mL，作为唾液淀粉酶的样品液（由于不同人或同一人不同时间收集到的唾液淀粉酶的活性并不相同，稀释倍数可以是 50~300 倍，甚至超过其范围）。

2. 温度对唾液淀粉酶活性的影响

取 8 支试管，编号，按表 6-6 操作，并记录观察到的颜色。

表 6-6　温度对唾液淀粉酶活性的影响

管号 操作	A　a	B　b	C　c	D　d
pH 6.8 缓冲液/mL	1	1	1	1
NaCl 溶液/mL	1	1	1	1
淀粉溶液/mL	5	5	5	5

操作 \ 管号	A a	B b	C c	D d
淀粉酶液/mL	1	1	1	1
预保温(10min)	冰浴	室温	37℃	沸水浴
混合	A倒入a中	B倒入b中	C倒入c中	D倒入d中
酶促反应(10min)	冰浴	室温	37℃	沸水浴
碘液	各一滴(d管应先冷却至室温)			
颜色				

3. pH 对唾液淀粉酶活性的影响

取 3 支试管,编号,按表 6-7 操作,并记录观察到的颜色。

表 6-7　pH 对唾液淀粉酶活性的影响

操作 \ 管号	1	2	3
缓冲液/mL	2(pH 4.8)	2(pH 6.8)	2(pH 9.8)
NaCl 溶液/mL	1	1	1
淀粉溶液/mL	5	5	5
淀粉酶液/mL	1	1	1
酶促反应	摇匀,37℃水浴 10min		
碘液	1滴	1滴	1滴
颜色			

4. 激活剂和抑制剂对唾液淀粉酶活性的影响

取 3 支试管,编号,按表 6-8 操作,并记录观察到的颜色。

表 6-8　激活剂和抑制剂对唾液淀粉酶活性的影响

操作 \ 管号	1	2	3
pH 6.8缓冲液/mL	2	2	2
NaCl 溶液/mL	1		
CuSO$_4$ 溶液/mL		1	
H$_2$O/mL			1
淀粉溶液/mL	5	5	5
淀粉酶液/mL	1	1	1
酶促反应	摇匀,37℃水浴 10min		
碘液	1	1滴	1
颜色			

思考题

(1) 什么是酶的最适温度、最适 pH？有何实际意义？

(2) 影响酶的催化活性的因素有哪些？简要说明作用原理。

(3) 酶学实验必须注意控制哪些条件？为什么？

第八节　药物的体外抗菌实验

一、目的要求

掌握测定微生物对抗菌药物敏感性实验的常见方法。

二、基本原理

常用的体外测定药物抑菌能力的方法一般有两大类：琼脂扩散渗透法和系列浓度稀释法。

琼脂扩散渗透法是利用药物能够渗透到琼脂培养基的性质，将实验菌混入琼脂培养基后倾注倒平板，或将实验菌涂布于琼脂平板的表面，然后用不同的方法将药物置于已含实验菌的琼脂平板上。根据加药的操作方法不同分为滤纸片法、打洞法、挖沟法、管碟法。经适宜温度培养后观察药物的抑菌能力。

系列浓度稀释法是将药物稀释成不同的系列浓度，混入培养基内，再加入一定量的实验菌，经适宜温度培养后观察结果，求得药物的最低抑菌浓度。

三、实验方法

1. 滤纸片法

滤纸片法是琼脂扩散法中最常用的方法。适用于新药的初筛实验（初步判断药物是否有抗菌作用）及进行多种药物或一种药物的不同浓度，对同一种实验菌的抗菌实验。

以一定直径（6～8cm）的无菌滤纸片，蘸取一定浓度的被检药液，将其紧贴在含菌平板上，如果纸片上含有药液，便会沿琼脂向四周扩散，且对该实验菌有抑制作用，经一定时间培养后，就可在滤纸片周围形成不长菌的透明圈。

(1) 用滴管分别取金黄色葡萄球菌和大肠埃希菌肉汤培养物 4～5 滴，加到两个灭菌的空平皿中，每皿加入 20mL 已熔化并冷却至 50℃ 左右的培养基，制成含菌平板，冷凝备用。

（2）用无菌镊子夹取滤纸片，分别浸入 0.1% 新洁尔灭、0.1% 龙胆紫、2.5% 碘液、生理盐水中。

（3）在盛药平皿内壁上除去多余药液后，分别贴在含菌平板表面，并分别做好标记，37℃培养 20h。

（4）观察滤纸片周围的抑菌圈：滤纸片边缘到抑菌圈边缘的距离在 1mm 以上者为阳性（＋），即微生物对药物敏感；反之为阴性（－）。

2. 挖沟法

本法适用于半流动药物或中药浸煮剂的抗菌实验。可在同一平行板上实验一种药物对几种实验菌的抗菌作用。

（1）在琼脂平板中央，用无菌铲挖一条沟，将沟内琼脂全部挖出。

（2）将待测药物加入此沟内，以装满不流出为限。

（3）在沟两侧垂直划线接种各种实验菌。

（4）若为细菌，则 37℃培养 24～48h；若为放线菌或真菌，则 28℃培养 48～72h。

（5）观察沟两边所生长的实验菌离沟的抑菌距离，从而判断待测药物对这些菌的抗菌能力。

3. 移块法

本法适用于软膏或琼脂菌块的杀菌或抑菌能力的测试。

（1）在灭菌的空平皿中加金黄色葡萄球菌 209p 培养液 4～5 滴，倒入熔化并冷却到 50℃的琼脂培养基 20mL，制作混菌平板。

（2）在培养基表面贴上 $1cm^2$ 的琼脂块 5 块（中间为链霉菌 1787-2，周围四个为未知琼脂块）。

（3）37℃，培养 48h，判定结果，若样品有抑菌作用，可在其周围出现不长菌的抑菌圈。

4. 管碟法

利用药物在琼脂培养基中钢管内外进行扩散渗透的原理，如果药物对实验菌有杀菌或抑菌作用，则在起作用的有效范围内，可形成抑菌圈，本方法比纸片法精确，常可用于抗生素的生物测定。

（1）制备含有定量菌的琼脂培养基，定量加入无菌平皿中。

（2）用无菌镊子取灭菌小钢管按照等距离放在培养基表面，一般一个平皿放置四个小钢管。

（3）在每个小钢管中加入等量药液（皿底对预先所加药液名称也做好标记）。

（4）将皿盖换成陶土盖，37℃培养 16～18h。

（5）观察结果：根据抑菌圈的大小确定药物的杀菌能力或抑菌能力的强弱。

思考题

抑菌圈未长菌部分是否说明微生物已经被杀死？

参考文献

[1]　陈钧辉.生物化学实验［M］.第 3 版.北京：科学出版社，2003.

[2]　茍琳，单志.生物化学实验［M］.第 2 版.成都：西南交通大学出版社，2015.

[3]　王元秀，李华，张恒.生物化学实验［M］.武汉：华中科技大学出版社，2014.

[4]　杨红.生物化学实验指导［M］.北京：中国医药科技出版社，2016.

[5]　丛峰松.生物化学实验［M］.上海：上海交通大学出版社，2012.

[6]　林德馨.生物化学与分子生物学实验［M］.第 2 版.北京：科学出版社，2014.

第七章

制药工艺实验

Chapter 07

第一节　苯妥英钠的制备工艺

苯妥英钠为抗癫痫、抗心律失常药，临床主要用于治疗癫痫病发作，也可用于三叉神经痛和心律失常的治疗。此外，还可用于治疗全身强直-阵挛性发作、复杂部分性发作（精神运动性发作、颞叶癫痫）、单纯部分性发作（局限性发作）和癫痫持续状态等症。

苯妥英钠化学名称为 5,5-二苯基乙内酰脲钠盐，英文名称为 sodium 5,5-diphenyl hydantoinate，俗称苯妥英钠（synthesis of phenytoin sodium）、大伦丁钠（dilantin sodium）。本品为白色粉末，无臭，味苦，微有吸湿性，在空气中渐渐吸收二氧化碳析出苯妥英。本品在水中易溶，水溶液呈碱性，溶液常因部分水解而发生浑浊，能溶于乙醇，几乎不溶于乙醚和氯仿。

一、目的要求

（1）掌握二苯羟乙酸重排机理。

（2）掌握用硝酸氧化的实验方法。

二、实验原理

苯妥英钠的实验制备原理见图 7-1。

图 7-1　苯妥英钠的实验制备原理

三、实验方法

1. 联苯甲酰的制备

在装有搅拌器、温度计、冷凝器的 100mL 三口烧瓶中，投入安息香 8.5g、稀硝酸 25mL，安装冷凝器和气体吸收装置，开动搅拌器，逐渐升高温度，直至二氧化氮逸去（1.5～2h），反应完毕，在搅拌下趁热将反应液倒入盛有 150mL 冷水的烧杯中，充分搅拌，直至油状物变为黄色固体并全部析出，抽滤，滤饼以水洗涤至中性，干燥，测熔点，称重，得粗品。粗品可用乙醇重结晶（1∶25）。

2. 苯妥英的制备

在装有搅拌器、温度计、冷凝器的 250mL 三口烧瓶中，投入联苯甲酰 8.0g、尿素 3.0g、15％NaOH 25mL、95％乙醇 40mL，开动搅拌，回流反应 60min，反应液倾入到 250mL 水中，加入 1.0g 乙酸钠，搅拌后放置 1.5h，抽滤，滤液用 15％盐酸（质量分数）调至 pH 6，放置，析晶，抽滤，滤饼用少量蒸馏水洗涤，即得白色苯妥英粗品。

3. 苯妥英钠（成盐）的制备与精制

将与苯妥英粗品等摩尔数的 NaOH（先用少量蒸馏水将固体 NaOH 溶解）置于 100mL 烧杯中，加入苯妥英钠粗品，水浴加热至 40℃，使其溶解，加适量活性炭，在 60℃下搅拌加热 5min，趁热抽滤，在蒸发皿中将滤液浓缩至原体积的 1/3，冷却，析晶，抽滤，滤饼用少量冷的 95％乙醇-乙醚（1∶1）混合液洗涤，抽干，得苯妥英钠，真空干燥，称重，计算收率。

思考题

(1) 苯妥英制备过程中，加入乙酸钠的作用是什么？

(2) 苯妥英钠精制的原理是什么？

第二节　美沙拉嗪的制备工艺

美沙拉嗪是抗结肠炎药，对肠壁的炎症有显著的抑制作用，亦可抑制引起炎症的前列腺素合成和炎性介质白三烯的形成，从而对肠黏膜的炎症起显著抑制作用，为抗慢性结肠炎柳氮磺吡啶（SASP）的主要活性成分，其疗效与柳氮磺吡啶相同，适用于因副作用和变态反应而不能使用柳氮磺吡啶的患者，国外已将其广泛用于治疗溃疡性结肠炎。

美沙拉嗪的化学名为 5-氨基-2-羟基苯甲酸，英文名称为 5-amino-2-hydroxy-benzoicacid，商品名美沙拉嗪（mesalazine）。本品为类白色、灰白色至微红色的结晶性粉末，无臭，无味，遇光颜色变深。在水中极微溶解，在乙醇、丙酮或氯仿中不溶，在稀碱溶液和稀酸溶液中溶解，熔点 280℃。

一、实验目的

（1）熟悉硝化、还原反应的原理。

（2）熟悉并掌握硝化、还原反应的基本操作技能。

二、实验原理

美沙拉嗪的实验制备原理见图 7-2。

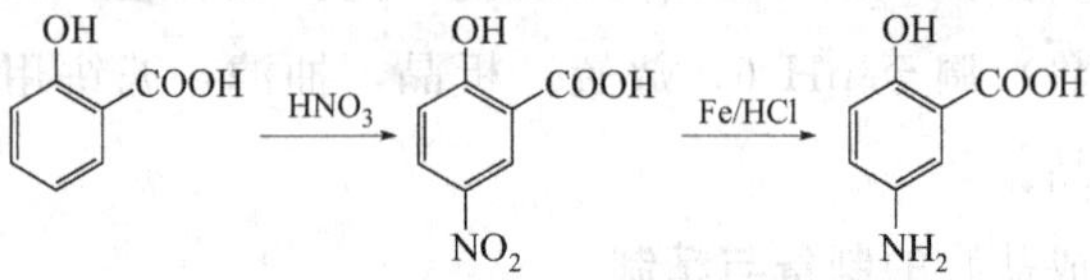

图 7-2　美沙拉嗪的实验制备原理

三、实验步骤

1. 5-硝基-2-羟基苯甲酸的制备（硝化）

在装有搅拌器、冷凝器和温度计的 250mL 三口烧瓶中，加入水杨酸 14.0g，蒸馏水 30mL，开动搅拌器，迅速升温至 70℃，缓缓滴加浓硝酸 12mL，保持反应温度在 70～80℃，滴毕，继续保温反应 1h，后倒入 150mL 冰水中，放置 1h，抽滤，蒸馏水洗涤滤饼，得粗品，将粗品加入 150mL 水，加热至沸腾，待全部溶解后趁热过滤，滤液充分冷却，抽滤，得淡黄色结晶物，干燥，称重。

2. 美沙拉嗪的合成（还原）

在装有搅拌器、冷凝管及温度计的 250mL 三口烧瓶中，加入水 60mL，升温至 60℃以上，加入浓盐酸 4.2mL，活化铁粉 4.0g，回流加热，交替加入活化铁粉 6.0g 和 5-硝基-2-羟基苯甲酸 10.0g，加毕，继续保温搅拌 1h，反应完毕，冷却至 80℃，用 40% 的 NaOH 溶液调 pH 至碱性，过滤，水洗，合并滤液、洗液，向其中加入保险粉 1.3g，搅拌，过滤，滤液用 40% 硫酸调至 pH 2～3，析晶，过滤，干燥，得固体物，加水 100mL 溶解，再加入浓硫酸 4.5mL 和活性炭少许，回流数分钟，趁热过滤，冷却，滤液用 15% 氨水调至 pH 2～3，过滤，析晶，蒸馏水洗涤，干燥，得美沙拉嗪粗品。

3. 精制

称取美沙拉嗪粗品 2.0g，置于 100mL 烧瓶中，加热水 35mL，然后加 NaHSO$_3$ 0.33g、活性炭 0.67g，回流 5min 后，趁热过滤，用蒸馏水洗涤滤饼，合并滤液与洗液，迅速冷却至 10℃ 以下，充分析晶，过滤，冷水洗涤，干燥，得美沙拉嗪，称重，计算产率。

思考题

（1）写出硝化反应的机理。

（2）硝化反应为什么要控制反应温度？

（3）步骤 1 中粗品为什么要加 150mL 水加热至沸腾？是否必须分离出水杨酸？

第三节　二氢吡啶钙离子拮抗剂的制备工艺

二氢吡啶钙离子拮抗剂具有很强的扩张血管作用，临床上主要用于治疗冠脉痉挛、高血压、心肌梗死等症。本品化学名为 1,4-二氢-2,6-二甲基-4-(2-硝基苯基)吡啶-3,5-二羧酸二乙酯，英文名称 diethyl-1,4-dihydro-2,6-dimethyl-3,5-pyridinedicarboxylate。本品为黄色、无臭、无味的结晶粉末，无吸湿性；极易溶于丙酮、二氯甲烷、氯仿，可溶于乙酸乙酯，微溶于甲醇、乙醇，几乎不溶于水，熔点 162～164℃。

一、目的要求

（1）了解硝化反应的种类、特点及操作条件。

（2）熟悉硝化剂的种类和不同应用范围。

（3）掌握环合反应的种类、特点及操作条件。

二、实验原理

二氢吡啶钙离子拮抗剂的实验制备原理见图 7-3。

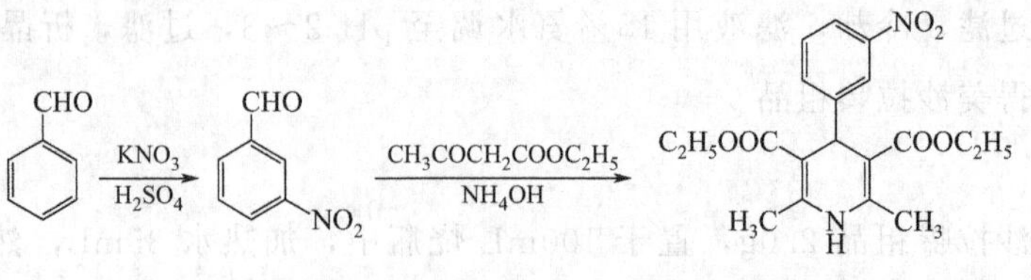

图 7-3　二氢吡啶钙离子拮抗剂的实验制备原理

三、实验步骤

1. 硝化

在装有搅拌器、温度计和分液漏斗的 100mL 三口烧瓶中，将 5.5g 硝酸钾溶于 20mL 浓硫酸中，用冰盐浴冷至 0℃ 左右，在强烈搅拌下，慢慢滴加苯甲醛 5.0g（30min 左右滴完），滴加过程控制反应温度在 0～2℃，滴加完毕后继续反应 1.5h，将反应物慢慢倾入 100mL 冰水中，边倒边搅拌，析出黄色固体后，抽滤，滤渣移至乳钵中，研细，加入 5％碳酸钠溶液 10mL（由 0.5g 碳酸钠加 10mL 水配成），研磨 5min，抽滤，用冰水洗涤 7～8 次，压干，得间硝基苯甲醛，压干，称重，计算收率。

2. 环合

在装有球形冷凝器的 100mL 圆底烧瓶中，依次加入间硝基苯甲醛 3.0g、乙酰乙酸乙酯 6mL、甲醇氨饱和溶液 20mL 及沸石一粒，油浴加热回流 5h，然后改为蒸馏装置，蒸出甲醇、至有结晶析出为止，抽滤，结晶用 95％乙醇 20mL 洗涤，压干，得黄色结晶性粉末，干燥，称重，计算粗产物的收率。

注意：甲醇氨饱和溶液应新鲜配制。

3. 精制

粗品以 95％乙醇重结晶（乙醇用量为 5mL/g），干燥，测熔点，称重，计算纯化后产物的收率。

思考题

（1）甲醇氨饱和溶液为什么要新鲜配制？

（2）硝化反应温度过高，会产生什么后果？

（3）间硝基苯甲醛为什么不能在红外灯下或鼓风干燥箱中加热干燥？

第四节　盐酸普鲁卡因的制备工艺

盐酸普鲁卡因是使用较为广泛的一种局麻药，其作用强，毒性低，临床上常应用其盐酸盐，其注射液可用于浸润麻醉、脊椎及传导麻醉和封闭疗法等。

盐酸普鲁卡因化学名为对氨基苯甲酸-2-二乙胺基乙酯盐酸盐，英文名称为2-(diethylamino) ethyl-4-aminobenzoate，商品名为普鲁卡因（procaine hydrochloride）。本品为白色细微针状结晶或结晶性粉末，无臭，味微苦而麻，本品易溶于水，溶于乙醇，微溶于氯仿，几乎不溶于乙醚，熔点为153～157℃。

一、目的要求

（1）熟悉酯化、还原等单元反应。

（2）掌握利用水和二甲苯共沸脱水原理进行的羧酸的酯化操作。

（3）掌握水溶性大的盐类用盐析法进行分离及精制的方法。

二、实验原理

盐酸普鲁卡因的制备工艺见图7-4。

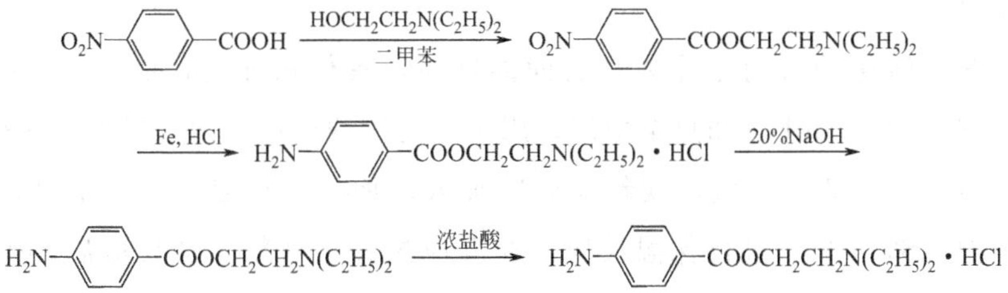

$$O_2N-\!\!\bigcirc\!\!-COOH \xrightarrow[\text{二甲苯}]{HOCH_2CH_2N(C_2H_5)_2} O_2N-\!\!\bigcirc\!\!-COOCH_2CH_2N(C_2H_5)_2$$

$$\xrightarrow{Fe,\ HCl} H_2N-\!\!\bigcirc\!\!-COOCH_2CH_2N(C_2H_5)_2 \cdot HCl \xrightarrow{20\%NaOH}$$

$$H_2N-\!\!\bigcirc\!\!-COOCH_2CH_2N(C_2H_5)_2 \xrightarrow{\text{浓盐酸}} H_2N-\!\!\bigcirc\!\!-COOCH_2CH_2N(C_2H_5)_2 \cdot HCl$$

图 7-4　盐酸普鲁卡因的制备工艺

三、实验步骤

1. 对硝基苯甲酸-β-二乙胺基乙醇（俗称硝基卡因）的制备

在装有温度计、分水器及回流冷凝器的250mL三口烧瓶中，投入对硝基苯甲酸20.0g、β-二乙胺基乙醇14.7g、二甲苯150mL及止爆剂，油浴加热至回流（注意控制油浴温度约为180℃，内温约为145℃），带水共沸3h，撤去油浴，稍冷，将反应液倒入250mL锥形瓶中，冷却，析出固体，将上清液用倾泻法转移至减压蒸馏烧瓶中，用水泵减压除去二甲苯，残留物以140mL 3％的盐酸溶解，并与锥形瓶中的固体合并，过滤，除去未反应的对硝基苯甲酸，滤液备用。

注意事项：

（1）酯化反应是一个可逆反应，反应至平衡时，生成酯的量比较少，为了使反应平衡更大程度地向右移动，需向反应体系中不断加入反应原料或不断除去产物，本反应利用二甲苯和水可形成共沸物的原理，将生成的水不断除去，从而打破反应平衡，使酯化反应趋于完全。实验中使用的药品和仪器应预先干燥。

（2）对硝基苯甲酸应除尽，否则会影响产品质量。

2. 对氨基苯甲酸-β-二乙胺基乙醇酯的制备

将上步得到的滤液转移至装有搅拌器、温度计的 250mL 三口烧瓶中，搅拌下，用 20% 的 NaOH 溶液调 pH 4.0～4.2，充分搅拌下，分次加入活化的铁粉，在此过程中反应温度自动上升，注意控制温度不超过 70℃（必要时可冷却），待铁粉加毕，于 40～45℃保温反应 2h，抽滤，滤渣以少量蒸馏水洗涤两次，滤液以稀盐酸酸化至 pH 5，滴加饱和硫化钠溶液调 pH 7.8～8.0 以沉淀反应液中的铁盐，抽滤，滤渣以少量蒸馏水洗涤两次，滤液用稀盐酸酸化至 pH 6，加少量活性炭，于 50～60℃保温反应 10min，抽滤，滤渣用少量水洗涤一次，将滤液冷却至 10℃以下，用 20% 的 NaOH 溶液碱化至普鲁卡因全部析出（pH 9.5～10.5），过滤，得普鲁卡因，备用。

注意事项：

（1）铁粉活化的目的是除去其表面的铁锈，具体操作为，取铁粉 43g，加水100mL，浓盐酸 0.9mL，加热至微沸，用水倾泻法洗至近中性，置水中保存待用。

（2）该反应为放热反应，铁粉应分次加入，加入过程温度逐步上升，铁粉加毕，待其温度降至 45℃进行保温反应。在反应过程中铁粉参加反应后，生成绿色沉淀 $Fe(OH)_2$，接着变成棕色沉淀 $Fe(OH)_3$，最后转变成棕黑色的 Fe_3O_4。

（3）除铁时，因溶液中有过量的硫化钠存在，加酸后可使其形成胶体硫，加活性炭后过滤，便可使其除去。

3. 盐酸普鲁卡因的制备

（1）成盐　将普鲁卡因置于烧杯中，慢慢加入浓盐酸调 pH 5.5，加热至60℃，加精制食盐至饱和，加入适量保险粉，再升温至 65～70℃，保温反应5min，趁热过滤，滤液冷却，析晶，过滤，即得盐酸普鲁卡因粗品。

（2）精制　将上步得到的盐酸普鲁卡因粗品置于 100mL 烧杯中，滴加蒸馏水，同时逐渐升温至 70℃，产品刚好溶解时，加入适量的保险粉，在 70℃条件下保温反应 10min，趁热过滤，冰浴冷却滤液，使结晶析出完全，过滤，滤饼用少量冷乙醇洗涤两次，干燥，得盐酸普鲁卡因，称重，计算产率。

注意事项：

（1）盐酸普鲁卡因水溶性很大，所用仪器必须干燥，否则影响收率。

（2）保险粉为强还原剂，可防止芳胺基氧化，同时可除去有色杂质，以保证产品色泽洁白，但为了保证成品的含硫量在合格范围内，必须严格控制其用量。

思考题

（1）在盐酸普鲁卡因的制备中，为何用对硝基苯甲酸为原料先酯化，然后再进行还原？

（2）酯化反应中，为何加入二甲苯作为溶剂？

（3）在铁粉还原过程中，为什么会发生颜色变化？说出其反应机制。

（4）在盐酸普鲁卡因成盐和精制时，为什么要加入保险粉？解释其原理。

第五节　扑炎痛的制备工艺

扑炎痛为一种新型的解热镇痛抗炎药，是由阿司匹林和扑热息痛经拼合原理制成，它既保留了两种原料的解热镇痛功能，又减小了原药的毒副作用，并有协同作用。主要用于急、慢性风湿性关节炎，风湿痛，感冒发烧，头痛及神经痛等的治疗。

扑炎痛的化学名为 2-乙酰氧基苯甲酸-4-乙酰胺基苯酯，英文名称为 2-（acetyloxy）-benzoic acid-4-（acetylamino）phenylester，商品名称为扑炎痛（benoral）、贝诺酯（benorilate）。本品为白色结晶性粉末，无臭无味，几乎不溶于水，微溶于乙醇，溶于氯仿、丙酮，熔点 174～178℃。

一、目的要求

（1）了解氯化试剂的选择及操作中的注意事项。

（2）了解拼合原理在化学结构修饰方面的应用。

（3）了解 Schotten-Baumann 酯化反应的原理。

二、实验原理

扑炎痛的实验制备工艺见图 7-5。

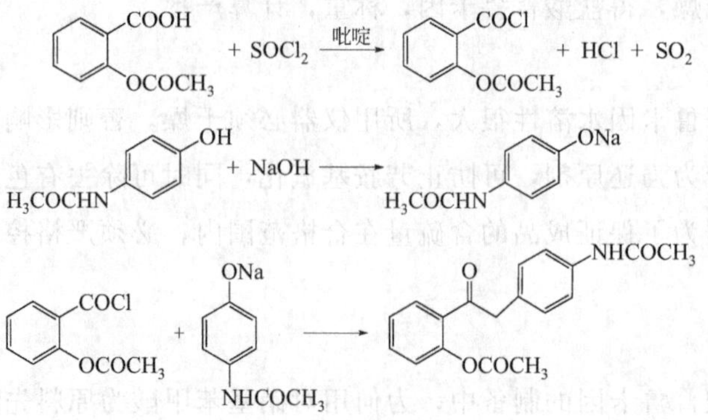

图 7-5　扑炎痛的实验制备工艺

三、实验方法

1. 乙酰水杨酰氯的制备

在干燥的 100mL 圆底烧瓶中，依次加入吡啶 2 滴、阿司匹林 10.0g、氯化亚砜 5.5mL，迅速接上球形冷凝器（顶端附有氯化钙干燥管，干燥管连有导气管，导气管另一端通到烧杯中冷水液面下），油浴加热，缓慢升温至 70℃，保温反应 70min，然后冷却，加入无水丙酮 10mL，将反应液倾入干燥的 100mL 分液漏斗中，混匀，密闭备用。

2. 扑炎痛的制备

在装有搅拌器、温度计和冷凝器的 250mL 三口烧瓶中，加入扑热息痛 10.0g、水 50mL。冰水浴冷至 10℃ 左右，在搅拌下缓慢滴加 NaOH 溶液（氢氧化钠 3.6g，加 20mL 水配成）。滴加完毕，在 8～12℃、强烈搅拌下，慢慢滴加上步反应制得的乙酰水杨酰氯丙酮溶液（在 20min 左右滴完）。滴加完毕，调至 pH≥10，控制温度在 20～25℃，继续搅拌反应 60min，抽滤，水洗至中性，得粗品，计算收率。

3. 精制

取扑炎痛粗品 5.0g，置于 100mL 圆底烧瓶中，加入 10 倍量（质量体积分数）95% 乙醇，水浴加热溶解，稍冷，加适量活性炭进行脱色，回流 30min，趁热抽滤，将滤液趁热转移至烧杯中，自然冷却，待结晶完全析出后，抽滤，用少量乙醇洗涤两次（母液回收），压干，干燥，测熔点，称重，计算收率。

注意事项：

（1）二氯亚砜是由羧酸制备酰氯最常用的氯化试剂，不仅沸点低而且价格低廉，生成的副产物均为挥发性气体，故所得的酰氯产品容易纯化。二氯亚砜遇水容易分解为二氧化硫和氯化氢，因此所用仪器必须无水，且加热时不能用水浴。

（2）扑炎痛的制备采用 Schotten-Baumann 方法酯化，即乙酰水杨酰氯与对乙酰氨基酚钠缩合酯化。由于扑热息痛酚羟基与苯环共轭，加之苯环上又有吸电子的乙酰胺基，因此酚羟基上电子云密度较低，亲核反应性较弱；成盐后酚羟基氧原子电子云密度增高，有利于亲核反应；此外，酚钠成酯，还可避免生成氯化氢，使生成的酯键水解。

思考题

（1）乙酰水杨酰氯的制备，在操作上应注意哪些事项？

（2）扑炎痛的制备，为什么采用先制备对乙酰胺基酚钠，再与乙酰水杨酰氯进行酯化，而不是直接酯化？

第六节　烟酸的合成

烟酸，又称作维生素 B_3、维生素 PP、尼克酸、抗癞皮病因子等，在人体内还包括其衍生物烟酰胺或尼克酰胺。烟酸是一种人体必需的维生素，其在人体内可转化为烟酰胺，是辅酶Ⅰ和辅酶Ⅱ的重要组成部分。

烟酸化学名称为吡啶-3-羧酸，英文名称为 3-pyridinecarboxylic acid，俗称为烟酸或尼克酸（nicotinic acid）。本品为无色针状结晶，能升华，无气味，微有酸味，在水中的溶解度为 $1.67g/100mL$，易溶于沸水和乙醇，不溶于丙二醇、氯仿和碱溶液，不溶于醚及酯类溶剂，熔点 236℃。

一、实验目的

掌握烟酸制备的反应原理及制备的操作原理。

二、实验原理

烟酸的实验制备原理见图 7-6。

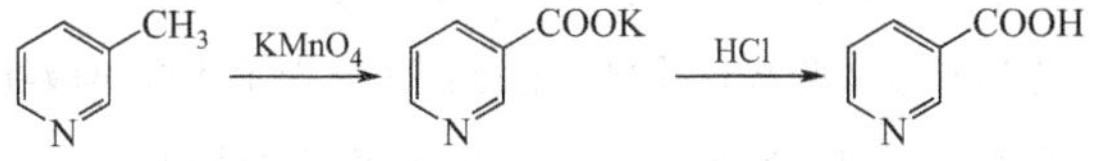

图 7-6　烟酸的实验制备原理

三、操作步骤

1. 烟酸的制备

在安装有搅拌器、冷凝管、温度计的三口烧瓶中，加入 3-甲基吡啶 5.0g，蒸馏水 200mL，升温至 85℃，分次加入 $KMnO_4$ 21.0g，在此过程中控制反应温度为 85~90℃，加料完毕后继续保温反应 60min，反应停止后，将反应装置改成常压蒸馏装置，蒸出水及未反应的 3-甲基吡啶，至流出液无浑浊时，趁热过滤，用 12mL 沸水分三次洗涤滤饼，弃去滤饼，合并滤液与洗液，得烟酸钾水溶液，将烟酸钾水溶液转移至 500mL 烧杯中，以浓盐酸酸化至 pH 3~4，放冷，析出固体，过滤，抽干，得粗品，称重，计算产率。

2. 精制

将粗品转移至 250mL 圆底烧瓶中，加 5 倍量的蒸馏水，水浴加热，轻轻振摇使其溶解，稍冷，加适量活性炭，加热至微沸，脱色 5~10min，稍冷，趁热过滤，滤液放冷，慢慢析出结晶，过滤，滤饼以少量冷水洗涤，抽干，干燥，得纯品，称重，计算产率。

注意事项：

(1) 可通过观察滤液的颜色是否呈紫红色，来判断氧化反应是否完全，若氧化反应未反应完全，可通过加少量乙醇，温热片刻，紫色即消失，重新过滤。

(2) 精制中加活性炭的量可由粗品颜色深浅来定，若颜色较深可多加一些。

思考题

(1) 氧化后若反应完全，反应液呈什么颜色？

(2) 为什么加乙醇可以除去剩余的高锰酸钾？

参考文献

[1] 王沛.制药工艺学实验 [M].北京：中国中医药出版社，2010.

[2] 邹祥.制药工艺学实验教程 [M].北京：科学出版社，2016.

[3] 宿凌，张雷.药学专业实验教程 [M].上海：华东理工大学出版社，2010.

[4] 惠春.药物化学实验 [M].第 2 版.北京：中国医药科技出版社，2006.

第八章 制剂工艺实验

Chapter 08

第一节　软膏基质的制备及不同基质对药物释放的影响

一、目的要求

（1）掌握不同类型软膏基质的制备方法。

（2）掌握软膏中药物释放的测定方法，比较不同基质对药物释放的影响。

二、实验原理

软膏剂系指药物与适宜基质均匀混合制成的具有适当稠度的膏状外用半固体制剂。它可应用在局部来发挥疗效或起保护和润滑皮肤的作用，也可吸收进入体循环产生全身治疗作用。

软膏剂根据基质的不同可分为三类：以油脂性基质如凡士林、羊毛脂制备的软膏剂称为油膏剂（ointments）；以乳剂型基质制成的易于涂布的软膏剂称为乳膏剂（creams）；药物与能形成凝胶的辅料制成的软膏剂一般称为凝胶剂（gel）。根据药物在软膏中的分散状态可将软膏分为两类，即溶液型软膏剂和混悬型软膏剂。

在软膏剂中，基质占软膏的绝大部分。基质不仅是软膏的赋形剂，同时也是药物载体，对软膏剂的质量及药物的释放与吸收有重要作用，常用的软膏基质根据其组成可分为三类：

1. 油脂性基质

此类基质包括烃类、类脂及动植物油脂。此类基质中除植物油和蜂蜡加热熔合制成的单软膏和凡士林可单独用作软膏基质外，其他油脂性成分如液体石蜡、羊毛脂等多用于调节软膏稠度，以得到适宜的软膏基质。

2. 乳剂型基质

由半固体或固体油溶性成分、水溶性成分和乳化剂三种成分组成。常用的乳化剂有肥皂类、高级脂肪醇硫酸酯类、多元醇酯类，如三乙醇胺皂、月桂醇硫酸钠、聚山梨酯-80 等。根据所使用乳化剂的不同，可制得 O/W 型（水包油型）和 W/O 型（油包水型）软膏。用乳剂型基质制备的软膏也称为乳膏剂。

3. 水溶性基质

由天然或合成的水溶性高分子物质所组成。常用的有甘油明胶，纤维素衍生物及聚乙二醇，聚丙烯酸等。

对于制备软膏剂用的固体药物，除在某一组分中溶解或共熔者外，应预先用适宜的方法制成细粉，软膏中必要时可以加入透皮吸收促进剂、保湿剂、防腐剂等。软膏剂可根据药物与基质性质的不同用研和法，熔合法和乳化法制备。由半固体和液体成分组成的软膏基质常用研和法制备，即先取药物与部分基质或适宜液体研磨成细腻糊状，再递加其余基质研匀。若软膏基质由熔点不同的成分组成，在常温下不能均匀混合时，采用熔合法制备，即溶于基质中的药物可直接加到熔化的基质中，不溶性药物细粉可筛入熔化或软化的基质中，搅匀至冷凝即得。乳剂型软膏采用乳化法制备，即将油溶性物质加热至 70～80℃使熔化（必要时可用筛网过滤），另将水溶性成分溶于水，加热至较油相成分相同或略高温度时，将水溶液慢慢加入油相中，边加边搅至冷凝即得。

三、实验方法

1. 单软膏的制备

（1）处方

蜂蜡	3.3g
植物油	7.4mL（6.7g）

（2）操作　取处方量蜂蜡于蒸发皿中，置水浴上加热，熔化后，缓缓加入植物油，搅拌均匀，自水浴上取下，不断搅拌至冷凝，即得。

（3）操作注意　加入植物油后应不断搅拌均匀，再从水浴取下搅拌至冷凝，否则容易分层。

2. O/W 型乳剂型软膏基质的制备

（1）处方

硬脂醇	1.8g
白凡士林	2.0g
液体石蜡	1.3mL（约1.2g）
月桂醇硫酸钠	0.2g
尼泊金乙酯	0.02g
甘油	0.1g
蒸馏水	适量

制成20g

（2）操作　取油相成分（硬脂醇、白凡士林和液体石蜡）于蒸发皿中，置水浴上加热至70~80℃使其熔化；取水相成分（月桂醇硫酸钠，尼泊金乙酯，甘油和计算量蒸馏水）于蒸发皿（或小烧杯）中，置水浴上加热至70~80℃使溶解，在等温下将水相成分以细流状加入油相成分中，在水浴上继续加热搅拌几分钟，然后在室温下继续搅拌至冷凝，即得O/W型乳剂型基质。

3. 水溶性软膏基质的制备

（1）处方

甲基纤维素	1.0g
甘油	1.0g
1%苯甲酸钠水溶液	1mL
蒸馏水	7mL

（2）操作

① 1%苯甲酸钠溶液的配制　称取苯甲酸钠1g，用蒸馏水定容至100mL，即得。

② 取甲基纤维素置于研钵中，加入甘油研匀，然后边研边加入苯甲酸钠溶液及蒸馏水，研匀即得。

4.5%水杨酸软膏的制备

（1）操作

① 水杨酸凡士林软膏的制备　称取凡士林9.5g于蒸发皿中，置水浴上加热熔化，搅拌下加入水杨酸粉末0.5g搅匀，冷却凝固即得。

② 水杨酸O/W乳剂基质软膏的制备　称取水杨酸粉末0.5g置于研钵中，分次加入O/W型乳剂型基质9.5g，研匀即得。

（2）操作注意　水杨酸需先粉碎成细粉（按药典标准应过100目），配制过程中避免接触金属器皿。

5. 不同基质软膏剂中药物释放速度的比较

（1）操作

① 取制备得到的 4 种水杨酸软膏，分别填装于内径为 2cm 的短玻璃管内（管高约为 2cm），装填量约为 1.5cm，管口用玻璃纸包扎，使管口的玻璃纸无褶皱且与软膏紧贴无气泡。

② 将上述短玻璃管玻璃纸面向下置于装有 100mL、37℃ 蒸馏水的大试管中（大试管置于 37℃±1℃ 的恒温水浴中），软膏的下面浸入水面下约 1mm（定面积释放），分别于 15min、30min、45min、60min、90min、120min、150min 取样，每次取出 5mL（取前应搅拌），并同时补加 5mL 蒸馏水，按③中含量测定方法测定释放液中水杨酸含量。

③ 含量测定

a. 硫酸铁铵显色剂配制　称取 8g 硫酸铁铵溶于 100mL 蒸馏水中，取 2mL，加 1mol/L HCl 1mL，加蒸馏水至 100mL 即得（本品需新鲜配制）。

b. 测定方法　将各时间的样品液 5mL，加入上述显色剂 1mL；另取蒸馏水 5mL，加入上述显色剂 1mL，作为空白对照，按分光光度法在 530nm 波长下测定吸光度值 A。

（2）操作注意　水杨酸含量与其在 530nm 波长下的吸光度值成正比，故本实验没有采用常规的标准曲线法以求得水杨酸实际的释药量，而以其在 530nm 波长下的吸光度表示其累积释放量的多少。

四、实验结果与讨论

（1）将制得的四种水杨酸软膏涂布在自己的皮肤上，评价是否细腻，比较四种软膏的黏稠性与涂布性，讨论四种软膏中各组分的作用。

（2）记录不同时间吸收值，列于表 8-1。

表 8-1　不同软膏基质水杨酸的吸光度值（530nm）

取样时间/min	凡士林	单软膏	乳剂型基质	水溶性基质
15				
30				
45				
60				
90				
120				
150				

以吸光度 A 对时间作图，得不同基质的水杨酸软膏的释药曲线，讨论四种软膏基质中药物释放速度的差异。

思考题

（1）软膏剂制备过程中，药物的加入方法有几种？

（2）影响药物从软膏基质中释放的因素有哪些？

第二节　乳剂的制备

一、目的要求

（1）掌握乳剂制备的一般方法。

（2）比较不同乳化剂及乳化方法对乳剂粒径（乳滴大小）的影响。

（3）熟悉乳剂类型的鉴别方法及了解乳剂转型的条件。

二、实验原理

乳剂是指互不相溶的两相经乳化，使其中一相以液滴形式分布在另一相中制备成的非均相制剂。乳剂分为水包油型（O/W）和油包水型（W/O），常采用稀释法和染色镜检法鉴别；此外还有微乳剂、复合乳剂等。乳剂可供口服、外用及注射。

由于乳剂的表面积大，表面自由能大，因而具有热力学不稳定性，为此，制备时需加入适宜的乳化剂才能使之稳定。

制备乳剂时应根据制备量和乳滴大小的要求选择设备。少量制备多在乳钵中进行，大量制备可选用搅拌器、乳匀机、胶体磨等器械。制备方法有干胶法、湿胶法和直接混合法。

乳剂类型的鉴别，一般用稀释法或染色法。

乳剂的制备过程见图 8-1～图 8-4。

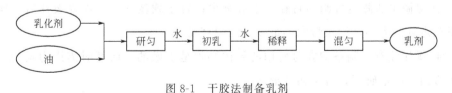

图 8-1　干胶法制备乳剂

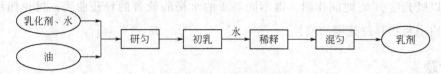

图 8-2 湿胶法制备乳剂

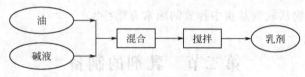

图 8-3 新生皂法制备乳剂

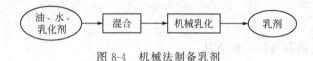

图 8-4 机械法制备乳剂

三、实验方法

1. 手工法制备乳剂

（1）用阿拉伯胶为乳化剂

① 处方

豆油（$d=0.91$）	13mL
阿拉伯胶（细粉）	3.1g
蒸馏水	适量

共制成 50mL

② 操作　取豆油置于研钵中，加阿拉伯胶粉研磨均匀。按油：水：胶以 4：2：1 的比例，一次加入蒸馏水 6.5mL，迅速向一个方向研磨，直至产生"劈裂"的乳化声，即成初乳（初乳稠厚、色浅）。取蒸馏水将初乳分次转移至带刻度的烧杯或量杯中，加水至 50mL 搅匀即得。

③ 显微镜法测定乳滴的直径　取乳剂少许置于载玻片上，加盖玻片后在显微镜下测定乳滴大小，记录最大和最多乳滴的直径。

④ 操作注意　制备初乳时所用的乳钵必须是干燥的；研磨时需用力均匀，向一个方向不停地研磨，直至初乳形成。

（2）用聚山梨酯（吐温）-80 为乳化剂

① 处方

豆油 ($d=0.91$)	6mL
聚山梨酯-80	3mL
蒸馏水	适量

共制成 50mL

② 操作

a. 取聚山梨酯-80 与豆油置于乳钵中研磨均匀,加入蒸馏水 4mL,研磨形成初乳。

b. 取蒸馏水将初乳分次转移至带刻度的烧杯中,加水至 50mL,搅匀即得。

c. 镜检、记录最大和最多乳滴的直径。

2. 机械分散法制备乳剂

(1) 豆磷脂为乳化剂

① 处方

豆油 ($d=0.91$)	11mL
豆磷脂溶液	25mL
蒸馏水	适量

共制成 100mL

② 操作

a. 豆磷脂溶液的制备。取豆磷脂 1.1g,加甘油 1.8mL 研匀,再加少量蒸馏水研磨,用蒸馏水稀释至 25mL。

b. 取豆油、豆磷脂溶液和蒸馏水共置于组织捣碎机中,以 8000~12000r/min 的转速处理 2min(匀化 1min,停机 1min),即得。

c. 镜检。记录最大和最多乳滴的直径。

d. 将制得的乳剂置于乳匀机中,在 3000~4000lbf/cm² (1lbf=4.44822N,下同)压力下匀化 3 次,收集乳剂。

e. 镜检。记录最大和最多乳剂的直径。

③ 操作注意 正确掌握组织捣碎机的操作,注意安全。

(2) 用聚山梨酯(吐温)-80 为乳化剂

① 处方

豆油 ($d=0.91$)	11mL
聚山梨酯-80	5mL
蒸馏水	适量

共制成 100mL

② 操作

a. 取聚山梨酯-80，加适量蒸馏水搅匀，加至组织捣碎机中，再加入豆油及余下的蒸馏水，以 8000～12000r/min 的转速搅拌 2min，即得。

b. 镜检。记录最大和最多乳滴的直径。

c. 将制得的乳剂置于乳匀机中，在 3000～4000lbf/cm² 压力下乳化 3 次，即得。

d. 镜检。记录最大和最多乳剂的直径。

3. 乳剂类型鉴别及转型实验

(1) 类型鉴别

① 稀释法　取乳剂少许，加水稀释，能用水稀释的为 O/W 型，否则为 W/O 型。

② 染色法　将乳剂样品涂在载玻片上，用油溶性染料苏丹-Ⅲ以及水溶性染料亚甲蓝各染色一次，在显微镜下观察，苏丹-Ⅲ均匀分散的乳剂为 W/O 型，亚甲蓝均匀分散的为 O/W 型。

(2) 转型实验。取含有 20% 油酸的植物油 3mL 置于小烧杯中，滴加 0.1mol/L NaOH 溶液约 10mL，边加边振摇，制成 O/W 型乳剂。取该乳剂半量，边振摇边滴加 0.05mol/L CaCl₂ 溶液（约加入 5mL 时），即形成 W/O 型乳剂。

四、实验结果和讨论

(1) 绘制显微镜下乳剂的形态图。

(2) 用不同制备方法和不同乳化剂制得的乳剂，将显微镜法测定的乳滴直径填于表 8-2，并分析讨论结果。

表 8-2　乳滴直径数据

制备方法	手工法		组织捣碎机		高压乳匀机	
乳化剂	阿拉伯胶	聚山梨酯-80	豆磷脂	聚山梨酯-80	豆磷脂	聚山梨酯-80
最大颗粒/μm						
最多粒径/μm						

(3) 乳剂类型鉴别实验结果。

(4) 乳剂转型观察现象记录。

思考题

(1) 乳剂有哪几类？制备乳剂时应如何选择乳化剂？

(2) 影响乳剂物理稳定性的因素有哪些？如何制备稳定的乳剂？

第三节 5%维生素C注射液的制备及质量评定

一、目的要求

(1) 掌握注射剂的生产工艺过程和操作要点。

(2) 掌握注射剂成品质量检查的标准和方法。

二、实验原理

注射剂，又称针剂，是指药物制成的供注入体内的无菌制剂。注射剂按分散系统可分为四类，即溶液型注射剂、混悬型注射剂、乳剂型注射剂、注射用无菌粉末。根据医疗上的需要，注射剂的给药途径可分为静脉注射、脊椎腔注射、肌肉注射、皮下注射和皮内注射五种。由于注射剂直接注入人体内部，吸收快，作用迅速，为保证用药的安全性和有效性，必须对成品生产和成品质量严格控制。

以溶液型注射剂为例，其生产工艺过程如下：

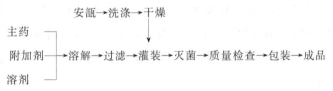

注射剂的质量要求：一个合格的注射剂必须无菌、无热原、澄明度合格、使用安全、无毒性和刺激性、在储存期内稳定有效，pH值、渗透压和药物含量符合要求。注射剂的pH值应接近体液，一般控制在4～9。为了达到上述质量要求，在注射剂制备过程中，除了生产操作区洁净度要符合要求，操作者严格遵守清洁规程外，药物、附加剂及溶剂等均需符合药用或注射用质量标准，其制备方法必须严格遵守拟定的产品生产工艺规程。

维生素C（抗坏血酸）的干燥固体较稳定，但在潮湿状态或溶液中，则很快变色，含量下降。这是由于维生素C的分子结构中，在羰基毗邻的位置上有两个烯醇基，很容易被氧化，生成黄色的双酮化合物，再迅速水解、氧化，生成一系列有色的无效物质。因此，维生素 C 注射液的处方设计应重点考虑如何延缓药物的氧化分解，以提高制剂的稳定性。

三、实验方法

1. 处方

维生素 C	5.25g（按 105％投料）
碳酸氢钠	2.4g
焦亚硫酸钠	0.2g
注射用水	适量

制成 100mL

2. 操作

（1）空安瓿的处理

① 洗涤　手工洗涤安瓿时应先用水冲刷外壁，然后将安瓿中灌入常水甩洗两次，再用过滤蒸馏水甩洗两次（如果安瓿清洁程度差，需用 0.5％乙酸或盐酸溶液灌满，以 100℃、30min 热处理后，用蒸馏水和过滤蒸馏水甩洗）。

② 干燥　安瓿洗涤后，放入 120～140℃烘箱中烘干备用。

（2）注射液的配制

① 容器处理　配制用的一切容器均需清洗干净，避免引入杂质及热原。

② 配液　取注射用水 120mL，煮沸放置至室温，备用。按处方取配置量 80％的新沸注射用水，加维生素 C 使溶解，分次缓慢加入碳酸氢钠并不断搅拌，待液面无气泡产生时，加入焦亚硫酸钠溶解，添加新沸注射用水至全量。用酸度计测定的药液 pH 值应为 5.5～6.0，若不在此范围内，可用碳酸氢钠或维生素 C 调节。药液用 G_3 垂熔玻璃漏斗过滤。

（3）灌封

① 装量调节　本实验采用注射器灌装。在灌装前应首先确定注射器装量，按药典规定适当增加装量，以保证注射液用量不少于标示量，如表 8-3 所示。

表 8-3　注射器装量调节

标示装量 /mL	增加量/mL		标示装量 /mL	增加量/mL	
	易流动液	黏稠液		易流动液	黏稠液
0.5	0.1	0.12	10.0	0.50	0.70
1.0	0.1	0.15	20.0	0.60	0.90
2.0	0.15	0.25	50.0	1.0	1.5
2.5	0.3	0.5			

② 熔封灯火焰调节　熔封时要求火焰细而有力、燃烧完全，单焰灯在黄蓝两层火焰交界处的温度最高，双焰灯的两火焰应有一定角度，火焰交叉处的温度最高。

③ 灌封　将过滤合格的药液，立即灌装于 2mL 安瓿中，通入 CO_2 气体于安瓿中，随灌随封。灌液时应使药液不沾安瓿颈壁，以免熔封时焦头。熔封时可将颈部放于火焰温度最高处，掌握好安瓿在火焰中的停留时间，及时熔封。熔封后的安瓿顶部应圆滑，无尖头或鼓泡等现象。

④ 灭菌　灌封好的安瓿应及时灭菌，本品采用 100℃ 流通蒸汽或煮沸灭菌 15min。

（4）操作注意

① 配液时，将碳酸氢钠加入维生素 C 溶液中时的速度应慢，以防产生大量气泡使溶液溢出，同时要不断搅拌，以防局部过碱。

② 维生素 C 容易氧化变质致使含量下降，颜色变黄，尤其当金属离子存在时变化更快。故在处方中加入抗氧剂并通入二氧化碳，制备过程中应避免与金属接触。

（5）质量检查与评定

① 澄明度　采用伞棚式装置（两面用）、日光灯，无色溶液注射剂采用照度 1000～2000lx 的装置，有色溶液注射剂采用照度 2000～3000lx 的装置，用目检视，检品至人眼距离为 20～25cm。取检品数只，擦净安瓿外壁污痕（即保持外壁清洁），集中放置于伞棚边缘处，手持安瓿颈部使药液轻轻翻转，用目检视药液中有无肉眼可见的玻屑、白点、纤维等异物，结果列于表 8-4 中。

② pH 值　应为 5.0～7.0。

③ 含量　应为标示量的 90%～110%。

④ 色泽　取本品，加水稀释成含维生素 C 50mg/mL 的溶液，照分光光度法在 420nm 处测定，吸光度值不得超过 0.06。

⑤ 装量　按《中国药典》2015 年版二部附录检查方法进行，注射液的标示装量为 2mL 或 2mL 以下者，取供试品 5 支检查，每支装量均不得少于其标示装量。

⑥ 热原检查　参见《中国药典》2015 年版二部附录。药剂按家兔每千克体重注射 2mL。

⑦ 无菌检查　按《中国药典》2015 年版二部附录检查，应符合规定。

四、实验结果与讨论

(1) 记录澄明度检查结果（表 8-4）。

表 8-4　澄明度检查结果

检查总数	废品数/支						合格数/支	合格率/%
	玻屑	纤维	白点	焦头	其他	总数		

(2) 将质量检查各项结果进行分析讨论。

思考题

(1) 易氧化药物的注射液应注意哪些问题？

(2) 维生素 C 注射液为什么通入 CO_2？

第四节　片剂的制备及影响片剂质量因素的考察

一、目的要求

(1) 通过片剂制备，掌握湿法制粒压片的工艺过程。

(2) 掌握单冲压片机的使用方法及片剂质量的检查方法。

(3) 考察压片力、润滑剂、崩解剂及表面活性剂等对片剂的崩解或硬度的影响。

二、实验原理

片剂是应用最广泛的药物剂型之一。片剂的制备方法有制颗粒压片（分为湿法制粒和干法制粒），粉末直接压片和结晶直接压片。其中，湿法制粒压片最为常用，现将湿法制粒压片的生产工艺过程介绍见图 8-5。

整个流程中各工序都直接影响片剂的质量。制备片剂的药物和辅料在使用前必须经过干燥、粉碎和过筛等处理，方可投料生产。为了保证药物和辅料的混合均匀性以及适宜的溶出速度，药物的结晶需粉碎成细粉，一般要求粉末细度在 100 目以上。向已混匀的粉料中加入适量的黏合剂或润湿剂，用手工或混合机混合均匀制软材，软材的干湿程度应适宜，除用计算机自动控制外，也可凭经验掌握，即以"握

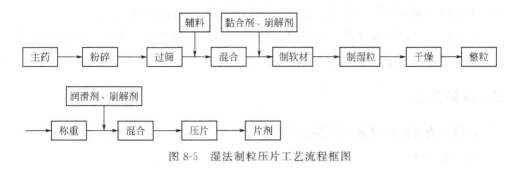

图 8-5　湿法制粒压片工艺流程框图

之成团，轻压即散"为度。软材可通过适宜的筛网制成均匀的颗粒。过筛制得的颗粒一般要求较完整，如果颗粒中含细粉过多，说明黏合剂用量太少，若成线条状，则说明黏合剂用量太多。这两种情况制出的颗粒烘干后，往往出现太松或太硬的现象，都不符合压片的颗粒要求，从而不能制出好片剂。制好的湿颗粒应尽快干燥，干燥的温度由物料的性质而定，一般为 50～60℃，对湿热稳定者，干燥温度可适当增高。湿颗粒干燥后，需过筛整粒以便将黏结成块的颗粒散开，同时加入润滑剂和外加法所需加入的崩解剂，与颗粒混匀。整理筛目孔径与制粒时相同或略小。压片前必须对干颗粒及粉末的混合物进行含量测定，然后根据颗粒所含主药的量计算片重。

$$片重 = \frac{每片应含主药量（标示量）}{干颗粒中主药百分含量测处值} \tag{8-1}$$

常用的片重、筛目与冲模直径之间的关系如表 8-5 所示，根据药物密度不同，可进行适当调整。

表 8-5　片剂的片重、筛目与冲模直径

片重/mg	筛号/目		冲模直径/mm
	湿粒	干粒	
50	18	16～20	5～5.5
100	16	14～20	6～6.5
150	16	14～20	7～8
200	14	12～16	8～8.5
300	12	10～16	9～10.5
500	10	10～12	12

制成的片剂需按照中国药典规定的片剂质量标准进行检查。检查的项目除片剂的外观应完整光洁、色泽均匀、含量准确、硬度适当外，必须检查重量差异和崩解时限。有的片剂药典还规定检查溶出度和含量均匀度，并规定凡检查溶出度的片

剂，不再检查崩解时限，凡检查含量均匀度的片剂，不再检查重量差异。

　　另外，在片剂制备过程中，所用的压片力不同，润滑剂、崩解剂等的种类不同，都会对片剂的硬度或崩解时限产生影响。

三、实验方法

　　1. 压片力对片剂硬度和崩解性能的影响
　　(1) 处方

乙酰水杨酸	30g
淀　　　粉	3g
枸　橼　酸	适量
10%淀粉浆	适量
滑　石　粉	1.5g

　　(2) 操作

　　① 10%淀粉浆的制备　将 0.2g 枸橼酸（或酒石酸）溶于约 20mL 蒸馏水中，再加入淀粉约 2g，分散均匀，加热糊化，制成 10%淀粉浆。

　　② 制颗粒　取处方量乙酰水杨酸与淀粉混合均匀，加适量 10%淀粉浆制软材，过 16 目筛制粒，将湿颗粒于 46～60℃ 干燥、16 目筛整粒并与滑石粉混匀。

　　③ 在不同压力下压片　将上述乙酰水杨酸颗粒分别在高低两个不同压力下压片，测定各压力下片剂的硬度和崩解时限，结果列于表 8-6。

　　(3) 操作注意

　　① 乙酰水杨酸在润湿状态下遇铁器易变为淡红色。因此，应尽量避免接触铁器，如过筛时宜用尼龙筛网，并宜迅速干燥。在干燥时温度不宜过高，以避免其水解。

　　② 在实验室中配制淀粉浆时，可用直火加热，也可用水浴加热。若用直火时，需不停搅拌，防止焦化而使片面产生黑点。

　　③ 加浆温度以温浆为宜，温度太高不利于药物稳定，太低不利于分散均匀。

　　(4) 质量检查与评定　本实验检查硬度、崩解时限和重量差异。

　　① 硬度　采用破碎强度法，应用片剂四用测定仪进行测定。方法如下：将药片垂直固定在两横杆之间，其中的活动柱杆借助弹簧沿水平方向对片剂径向加压，当片剂破碎时，活动柱杆的弹簧停止加压，仪器刻度盘所指示的压力即为片剂的硬度。测定 3～6 片，取平均值，结果列于表 8～6。

　　② 崩解时间　应用片剂四用测定仪进行测定。采用吊篮法，方法如下：取药

片 6 片，分别置于吊篮的玻璃管中，每管各加一片，开动仪器使吊篮浸入 (37.0± 1.0)℃的水中，按一定的频率（30～32 次/min）和幅度 [(55±2) mm] 往复运动。从片剂置于玻璃管开始计时，至片剂破碎并全部固体粒子都通过玻璃管底部的筛网（φ2mm）为止，该时间即为该片剂的崩解时间，应符合规定崩解时限（一般压制片为 15min）。如果 1 片不符合要求，应另取 6 片复试，均应符合规定，结果列于表 8-6。

2. 崩解剂、表面活性剂对片剂崩解性能的影响

（1）操作

① 吐温淀粉的制备　取 0.5g 吐温-80，溶于 15mL 乙醇中，加 15g 淀粉搅拌均匀，于 70℃干燥，过 100 目筛备用。

② 15%淀粉浆的制备　称取淀粉 6g 于 40mL 蒸馏水中均匀分散，加热糊化，制成 15%淀粉浆。

③ 对乙酰氨基酚颗粒的制备　取对乙酰氨基酚细粉 20g，加入 15%淀粉浆适量制成软材，过 16 目筛制粒，湿颗粒在 60℃干燥，干颗粒过 16 目筛整粒。

④ 加入不同的崩解剂或表面活性剂　将 2（1）③中的对乙酰氨基酚干颗粒平均分为三份，颗粒称重；第一份加入 6%干淀粉，第二份加入 6%羧甲基淀粉钠，第三份加入 6%吐温淀粉，再分别加入 1%硬脂酸镁，混匀，三份颗粒在相同压力下压片，测定三种片剂的崩解时间。

（2）质量检查与评定　同 1.项下，结果列于表 8-7。

3. 疏水性润滑剂对片剂崩解性能的影响

（1）操作

① 10%淀粉浆的制备　称取淀粉 2g 于 20mL 蒸馏水中均匀分散，加热糊化，制成 10%淀粉浆。

② 碳酸氢钠颗粒的制备　取碳酸氢钠细粉 20g 与淀粉 2g，混合均匀，加 10%淀粉浆适量制软材，过 16 目筛制粒。湿颗粒在 50℃干燥，干颗粒过 16 目筛整粒。

③ 加入不同比例的疏水性润滑剂　将 3（1）②中碳酸氢钠干颗粒平均分为两份，称重，其中一份加入 0.6%硬脂酸镁，另一份加入 3%硬脂酸镁，混匀，在相同压力下压片，测定两种片剂的崩解时间。

（2）质量检查与评定　同 1.项下，结果列于表 8-8。

四、实验结果与讨论

（1）将上述实验结果列于表 8-6～表 8-8。

表 8-6 压片力对片剂硬度和崩解性能的影响

编号	硬度/kgf							崩解时间/min						
	1	2	3	4	5	6	平均	1	2	3	4	5	6	平均
1.压力高														
2.压力低														
结论														

注:1kgf=9.80665N,下同。

表 8-7 崩解剂、表面活性剂对片剂崩解性能的影响

编号	硬度/kgf							崩解时间/min						
	1	2	3	4	5	6	平均	1	2	3	4	5	6	平均
3.6%干淀粉														
4.6%羧甲基淀粉钠														
5.6%吐温淀粉														
结论														

表 8-8 疏水性润滑剂对片剂崩解性能的影响

编号	硬度/kgf							崩解时间/min						
	1	2	3	4	5	6	平均	1	2	3	4	5	6	平均
6.0.6%硬脂酸镁														
7.3%硬脂酸镁														
结论														

注:若崩解时间大于15min,记为">15"即可。

(2) 分析并讨论实验结果,总结出影响片剂崩解的因素及原理。

思考题

(1) 制备乙酰水杨酸片时,如何避免乙酰水杨酸分解?应选择何种润滑剂?

(2) 片剂的崩解时限合格,是否还需测定其溶出度?

第五节 栓剂的置换价测定及其制备

一、目的要求

(1) 掌握热熔法制备栓剂的工艺过程。

（2）掌握置换价测定方法及应用。

二、实验原理

栓剂系指药物与基质混合制成的专供塞入人体腔道使用的一种固体剂型。栓剂按给药部位的不同，可分为肛门栓和阴道栓，其形状与质量因施用腔道而异。栓剂外形应完整光滑；无刺激性；有适宜的硬度；塞入腔道后，应能融化、软化或溶化，并能与分泌液混合，逐渐释放出药物，产生局部或全身作用。

目前，常用的栓剂有肛门栓（直肠栓）和阴道栓，肛门栓一般做成鱼雷形或圆锥形，阴道栓有球形、卵形、鸭舌形等形状。

栓剂的基本组成是药物和基质。常用基质可分为油脂性基质与水溶性基质两大类。油脂类基质如可可豆脂、半合成脂肪酸酯、氢化植物油等。水溶性基质如甘油明胶、聚氧乙烯硬脂酸酯（S-40）和聚乙二醇类等。某些基质中还可加入表面活性剂，使药物易于释放和被机体吸收。

栓剂的制备方法有热熔法与冷压法两种。热熔法应用广泛，适合各类基质。热熔法制备栓剂工艺流程框图见图8-6。

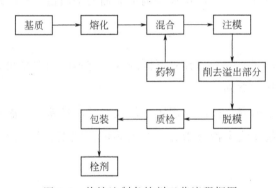

图 8-6　热熔法制备栓剂工艺流程框图

一般来说，难溶性固体药物应先用适宜方法制成极细粉，再与油性基质混匀。油溶性药物可直接混入已熔化的油脂性基质中，使之溶解，如果加入的药物量过大时，能降低基质的熔点或使栓剂过软，可加适量石蜡或蜂蜡调节。水溶性药物，如中药浸膏，可直接与已熔化的水溶性基质混合，也可制成干浸膏粉与油脂性基质混合。为了使栓剂冷却后易从栓模中脱出，同时保证栓剂外观光滑，栓模中应涂润滑剂，基质不同，选用的润滑剂不同。水溶性、亲水性基质的栓剂，常用液体石蜡、植物油作为润滑剂；油脂性基质的栓剂则用软肥皂、甘油各一份与90%乙醇5份制成的醇溶液。

用同一模具制备的栓剂，容积虽相同，但其质量随基质与药物密度的不同而有差别。为了正确确定基质用量以保证剂量准确，常需预测药物的置换价。置换价（f）定义为主药的质量与同体积基质质量的比值。如碘仿的可可豆脂置换价为3.6，即3.6g碘仿和1g可可豆脂所占容积相等。由此可见，置换价即为药物的密度与基质密度之比值。所以，对于药物与基质的密度相差较大及主药含量较高的栓剂，测定其置换价尤具有实际意义。当药物与基质的密度已知时，可用式（8-2）计算：

$$f = \frac{药物密度}{基质密度} \tag{8-2}$$

当基质和药物的密度未知时，可用式（8-3）计算：

$$f = \frac{W}{G-(M-W)} \tag{8-3}$$

式中　W——每枚栓剂中主药的质量；

　　　G——每枚纯基质栓剂的质量；

　　　M——每枚含药栓剂的质量。

根据求得的置换价，计算出每枚栓剂中应加的基质量（E）为：

$$E = G - \frac{W}{f} \tag{8-4}$$

值得注意的是，同一种药物针对不同的基质有不同的置换价，所以，谈及药物的置换价时应指明基质类别。

栓剂的质量评定内容，按药典规定必须检查其质量差异、融变时限、外观、硬度。另外，还有一些非法定检查指标，如均匀度、粒度、软化点、体外释放实验、生物利用度等。

三、实验方法

1. 置换价的测定

以阿司匹林（乙酰水杨酸）为模型药物，用半合成脂肪酸酯为基质进行置换价测定。

（1）操作

① 纯基质栓的制备　称取半合成脂肪酸酯10g置于蒸发皿中，于水浴上加热，待2/3基质熔化时停止加热，搅拌使全熔，待基质呈黏稠状态时，灌入已涂有润滑剂的栓剂模型内，冷却凝固后削去模口上溢出部分，脱模，得到完整的纯基质栓数枚，称重，每枚纯基质的平均质量为 G（g）。

② 含药栓的制备　称取半合成脂肪酸酯 6g 置于蒸发皿中，于水浴上加热，待 2/3 基质熔化时停止加热，搅拌使全熔；称取研细的阿司匹林粉末（100 目）3g，分次加入熔化的基质中，不断搅拌使药物均匀分散，待此混合物呈黏稠状态时，灌入已涂有润滑剂的模型内，冷却凝固后削去模口上溢出部分，脱模，得到完整的含药栓数枚，称重，每枚含药栓的平均质量为 M（g），含药量 $W = MX$；式中，X 为含药百分量。

③ 置换价的计算　将上述得到的 G、M、W 代入式（8-3），可求得阿司匹林的半合成脂肪酸酯的置换价。

（2）操作注意

① 半合成脂肪酸酯为油溶性基质，随着温度的变化，其体积变化较大，灌模时应注意混合物的温度，温度太高，冷却后栓剂易发生中空和顶端凹陷。另外，若药物混杂在基质中，灌模温度太高则药物易于沉降，影响含量均匀度。故最好在混合物黏稠度较大时灌模，灌至模口稍有溢出为度，且要一次完成。灌好的模型置于适宜的温度下冷却一段时间，冷却的温度不足或时间短，常发生粘模；相反，冷却温度过低或时间过长，则又可产生栓剂破碎。

② 为了保证所测得置换价的准确性，制备纯基质栓和含药栓时，应采用同一模具。

2. 阿司匹林栓的制备

（1）处方

阿司匹林	3.0g
半合成脂肪酸酯	适量
制成圆锥形肛门栓	10 枚

（2）操作

① 基质用量的计算　根据阿司匹林的半合成脂肪酸酯的置换价，再按式（8-4）计算每枚栓剂需加的基质量及 10 枚栓剂需加的基质量。

② 栓剂的制备　称取计算量的半合成脂肪酸酯置于蒸发皿中，于水浴上加热，以下按上述含药栓项下操作，得阿司匹林栓数枚。

（3）质量检查与评定

① 外观　本品为乳白色或微黄色的栓剂。检查栓剂的外观是否完整，表面亮度是否一致，有无斑点和气泡。

② 药物分散均匀性检查　将栓剂剖成两半，观察药物分散状况。

③ 栓剂质量差异检查　参照《中国药典》2015 年版二部附录Ⅰ D 项进行：取

供试品 10 粒，精密称定总质量，求得平均粒重后，再分别精密称定各粒的质量，每粒质量与平均粒重相比较，按表 8-9 规定，超出质量差异限度的药粒不得多于 1 粒，并不得超出限度 1 倍。

表 8-9 栓剂质量差异限度

平均粒重	质量差异限度
≤1.0g	±10%
1.0~3.0g	±7.5%
≥3.0g	±5%

④ 栓剂的融变时限 参照《中国药典》2015 年版二部附录ⅩB 融变时限检查法栓剂项进行。

a.装置 栓剂融变实验仪。

b.检查法 取供试品 3 粒，在室温下放置 1h 后，分别在 3 个金属架的下层圆板上，装入各自的套筒内，并用挂钩固定。除另有规定，将上述装置分别垂直浸到盛入不少于 4L 的 (37.0±0.5)℃水的容器中，其上端位置应该在水面下 90mm 处。容器中装一转动器，每隔 10min 在溶液中翻转该装置 1 次。

c.判断结果 除另有规定外，脂肪性基质的 3 粒栓剂均应在 30min 内全部融化、软化或触压时无硬心；水溶性基质的 3 粒栓剂均应在 60min 内全部溶解。如有 1 粒不符合规定，应另取 3 粒复试，均应符合规定。

3. 甘油栓的制备

(1) 处方

甘油	9.1g
硬脂酸钠	0.9g
制成圆锥形肛门栓	5 枚

(2) 操作 取甘油在水浴上加热至 100℃，加入研细干燥的硬脂酸钠，不断搅拌，使之溶解，继续保温在 85~95℃，直至溶液澄清，趁热灌入涂有润滑剂的模型内，冷却凝固后削去模口溢出部分，脱模，得甘油栓数枚。

(3) 质量检查与评定 本品为无色或几乎无色的透明或半透明栓剂。

4. 乙酸洗必泰栓的制备

(1) 处方

乙酸洗必泰（100 目）	0.25g
聚山梨酯-80	1.0g（$d = 1.06 \sim 1.09$）
冰片醑	2.5mL
甘油	32.0g
明胶	9.0g
蒸馏水	加至 50.0g
制成鸭舌形阴道栓	10 枚

（2）操作

① 冰片醑的配制　称取冰片 0.5g，用 95％乙醇稀释至 25mL 即得。

② 甘油明胶溶液的制备　称取处方量的明胶，置称重的蒸发皿中（连同使用的玻璃棒一起称重），加入相当明胶量 1.5～2 倍的蒸馏水浸泡，使明胶溶胀变软，于水浴上加热，使充分熔融制得明胶溶液。再加入处方量的甘油（称重），轻搅使之混匀，继续加热搅拌，使水分蒸发至处方量为止（称重净重约为 46.25g）。

③ 栓剂的制备　将乙酸洗必泰、吐温-80、冰片醑混合均匀，然后在搅拌下将其加入上述的甘油明胶溶液中，搅匀，趁热灌入已涂有润滑剂的栓模中，冷却，削去模口溢出部分，脱模，得乙酸洗必泰栓数枚。

（3）操作注意

① 明胶应先加入适量蒸馏水，使充分溶胀后再加热溶解，否则，溶胀时间延长，且含有一些未溶解的明胶小块或硬粒。

② 在上述整个操作过程中，均应不断轻轻搅拌，切勿剧烈搅拌，以免胶液中产生气泡，使栓剂中含有气泡，影响产品质量。

③ 需控制甘油明胶基质中的水分含量，必须蒸发至处方量，水量过多栓剂太软；相反，水量过少，栓剂太硬。

（4）质量检查与评定　外观与色泽：质量好的栓剂外观光滑、无气泡、淡黄色、透明、弹性好。

四、实验结果与讨论

（1）记录阿司匹林对半合成脂肪酸酯的置换价。讨论在什么情况下制备栓剂时需测定药物对基质的置换价。

（2）栓剂的各项质量检查结果记录于表 8-10。

表 8-10　三种栓剂质量检查结果

名称	外观色泽	质量/g
阿司匹林栓剂 甘油栓剂 乙酸洗必泰栓剂		

思考题

(1) 热熔法制备阿司匹林栓时应注意什么问题？

(2) 乙酸洗必泰栓剂为何选用甘油明胶基质？制备过程应注意什么？

(3) 什么时候需计算置换价？置换价的计算还有哪些方法？

第六节　微型胶囊的制备

一、目的要求

(1) 掌握复凝聚法制备微型胶囊的工艺及影响微型胶囊形成的因素。

(2) 通过实验进一步理解复凝聚法制备微型胶囊的原理。

二、实验原理

微型胶囊（简称微囊）系利用天然、半合成高分子材料（通称囊材），将固体或液体药物（通称囊心物）包裹而成的微小胶囊。它的直径一般为 $5\sim400\mu m$。

微囊的制备方法很多，可分为物理化学法、化学法以及物理机械法。可按囊心物、囊材的性质、设备和微囊的大小等选用适宜的制备方法。在实验室中制备微囊，常选用物理化学法中的凝聚法。凝聚法又分为单凝聚法与复凝聚法。后者常用明胶-阿拉伯胶为囊材。制备微囊的机理如下：明胶为蛋白质，在水溶液中分子链上含有—NH_2 和—COOH 以及其相应解离基团—NH_3^+ 与—COO^-，但含有—NH_3^+ 与—COO^- 的多少，受介质 pH 值的影响，当 pH 值低于明胶的等电点时，—NH_3^+ 数目多于—COO^-；溶液荷正电；当溶液 pH 值高于明胶等电点时，—COO^- 数目多于—NH_3^+，溶液荷负电。明胶溶液在 pH 值 4.0 左右时，其荷正电荷最多。阿拉伯胶为多聚糖，分子链上含有—COOH 和—COO^-，具有负电荷。因此在明胶与阿拉伯胶混合的水溶液中，调节 pH 值约为 4.0 时，明胶和阿拉伯胶因带相反电荷而中和形成复合物，其溶解度降低，自体系中凝聚成囊析出。

再加入固化剂甲醛，甲醛与明胶产生胺醛缩合反应，明胶分子交联成网状结构，保持微囊的形状，成为不可逆的微囊；加 20％ NaOH 调节介质 pH 8～9，有利于胺醛缩合反应进行完全，其反应表示如下：

$$R-NH_2+H_2N-R+HCHO \xrightarrow{pH\,8\sim9} R-NH-CH_2-HN-R+H_2O$$

三、实验方法

1. 处方

液体石蜡（$d＝0.91$）	6mL
阿拉伯胶	5g
明胶	5g
37％甲醛溶液	2.5mL
10％乙酸溶液	适量
20％NaOH 溶液	适量
蒸馏水	适量

2. 操作

（1）明胶溶液的配制　称取明胶 5g，用适量蒸馏水浸泡溶胀后，加热溶解，加蒸馏水至 100mL，搅匀，50℃保温备用。

（2）阿拉伯胶溶液的配制　取 80mL 蒸馏水置于小烧杯中，加热至 80℃左右，加阿拉伯胶粉末 5g，轻轻搅拌使溶解，加蒸馏水至 100mL。

（3）液体石蜡乳剂的制备　取液体石蜡 6mL 与 5％阿拉伯胶溶液 100mL 置于组织捣碎机中，乳化几十秒，即得乳剂。

（4）乳剂镜检　取液体石蜡乳剂一滴，置于载玻片上镜检，绘制乳剂形态图。

（5）混合　将液体石蜡乳转入 1000mL 烧杯中，置于 50～55℃水浴上，加 5％明胶乳液 100mL，轻轻搅拌使混合均匀。

（6）微囊的制备　在不断搅拌下，滴加 10％乙酸溶液于混合液中，调节 pH 3.8～4.0（广泛试纸）。

（7）囊的固化　在不断搅拌下，将约 30℃的蒸馏水 400mL 加至微囊液中，将含微囊液的烧杯自 50～55℃水浴上取下，不停搅拌，待温度为 32～35℃时，加入冰块，继续搅拌至温度为 10℃以下，加入 37％甲醛溶液 2.5mL，用蒸馏水稀释至 5mL，搅拌 15min，再用 20％ NaOH 溶液调其 pH 8～9，继续搅拌 1h，静置，待微囊沉降。

（8）镜检　用滴管吸取溶液底部的微囊，滴在载玻片上，在显微镜下观察微囊的形态并绘制微囊形态图，记录微囊的大小（最大粒径和最多粒径）。

3. 操作注意

（1）复凝聚法制备微囊，用 10％乙酸溶液调节 pH 是操作关键。因此调节 pH 时一定要把溶液搅拌均匀，使整个溶液的 pH 3.8～4.0。

（2）制备微囊的过程中，始终伴随搅拌，但搅拌速度应以产生泡沫最少为度，必要时加入几滴戊醇或辛醇消泡，可提高收率。

（3）固化前勿停止搅拌，以免微囊粘连成团。

四、实验结果和讨论

（1）绘制乳剂和微囊的显微镜下形态图，并说明两者之间的差别。

（2）记录微囊的直径（最大粒径和最多粒径）。

思考题

（1）影响复凝聚法制备微囊的关键因素是什么？

（2）在操作时应如何控制，以使微囊形状好、收率高？

第七节　薄荷油包合物的制备工艺

一、目的要求

（1）掌握饱和水溶液法制备包合物的工艺和包合物形成的验证方法。

（2）熟悉 β-环糊精的性质及包合物的其他制备方法。

（3）了解 β-环糊精包合物的应用。

二、实验原理

包合物是指由一种形状、分子大小适宜的药物（称为客分子），全部或部分镶嵌入一定形状的包合材料（称为主分子）的空穴内形成的一种分子囊。药物制成包合物后可增加药物的稳定性，增加难溶性药物的溶解度与溶出速度，提高药物的生物利用度，掩盖药物的不良嗅味，降低药物的刺激性，还可使液体药物粉末化以便制剂，有些包合物还可作为缓释和靶向制剂的药物载体。

目前药物制剂中常用的包合材料为环糊精。环糊精是一种水溶性包合材料，是由淀粉经过酶解得到的一种产物，分子由 D-葡萄糖分子以 1，4-糖苷键连接起来形成闭合筒状结构，常用的环糊精由 6～8 个葡萄糖构成，分别称为 α-环糊精、β-环糊精、γ-环糊精；其中以 β-环糊精最为常用，孔径为 0.7～0.8nm，筒内侧呈疏水性，筒外侧呈亲水性，可将一些体积、形状、极性适宜的药物分子或部分基团借助范德华力包合在疏水区内，形成包合物。

包合物能否形成以及是否稳定，主要取决于环糊精与药物的立体结构以及两者的极性。具有以下性质的有机化合物，通常可与环糊精形成包合物：药物分子量为 100～400；药物在水中的溶解度小于 10g/L；分子中的原子数大于 5，而稠环数小于 5；熔点低于 250℃。但符合上述条件的药物，如果几何形状不合适、环糊精的用量不合适时，也不能制成包合物。无机物大多不宜用环糊精包合。

β-环糊精包合物的制备方法：饱和水溶液法、研磨法、冷冻干燥法、混合溶剂法、喷雾干燥法等。本实验采用饱和水溶液法制备薄荷油包合物。

薄荷油为唇形科植物薄荷的新鲜茎叶，经水蒸气蒸馏，再冷冻、部分脱脑加工得到的挥发油，为无色或淡黄色的澄清液体。为芳香药、调味药、驱风药，是一种常用中药，在中成药制剂中广泛应用。为了防止其挥发提高其稳定性，使其粉末化以便于制备各种剂型，可将其制备成 β-环糊精包合物。

三、实验方法

1. 处方

薄荷油	1mL
β-环糊精	4g
蒸馏水	50mL

2. 制法

称取 β-环糊精 4g 置于 100mL 圆底烧瓶中，加入蒸馏水 50mL，加热溶解至澄清，降温至 50℃，缓慢滴加薄荷油 1mL，50℃恒温搅拌 2.5h，冷却，有白色沉淀析出，置冰箱中冷藏 12h，待沉淀完全后过滤（实验中也可用冰浴冷却）。沉淀用无水乙醇 5mL 分 3 次洗涤，至表面无油渍，将包合物置于干燥器中干燥，即得。

3. 包合物的含油率、收率及薄荷油利用率的测定

称取包合物，记录质量。将包合物置于 250mL 圆底烧瓶中，加水 150mL，用挥发油提取器提取薄荷油，记录体积（1mL 薄荷油约重 0.9g），按式（8-5）～式（8-7）计算。

$$包合物含油率 = \frac{包合物中实际含油量(g)}{包合物质量(g)} \times 100\% \qquad (8-5)$$

$$薄荷油利用率 = \frac{包合物中实际含油量(g)}{薄荷油投料量(g)} \times 100\% \qquad (8-6)$$

$$包合物收率 = \frac{包合物质量(g)}{\beta\text{-}环糊精投料量(g) + 薄荷油投料量(g)} \times 100\% \qquad (8-7)$$

4. 薄荷油 β-环糊精包合物的验证

(1) 色谱法（TLC）　取薄荷油 β-环糊精包合物 0.5g，加入 95％乙醇 2mL，溶解，过滤，滤液为样品 a；另取薄荷油 2 滴，加入 95％乙醇 2mL 溶解，为样品 b。取样品 a 与样品 b 点于同一硅胶 G 薄层板上，用含 15％石油醚的乙酸乙酯为展开剂，展开前将薄层板置于展开槽中饱和 5min，上行展开 15cm，取出晾干后喷以 1％香草醛硫酸液，105℃烘至斑点清晰。样品 a 中未显现出薄荷油中相应的斑点。

(2) 差示热分析　设薄荷油为样品 a，β-环糊精为样品 b，包合物为样品 c，薄荷油与 β-环糊精的混合物（按包合物中的比例称取后混合）为样品 d。将上述 4 个样品进行差示热分析，以 α-Al$_2$O$_3$ 为参比物，量程为 ±100μV，升温速度为 8℃/min。比较各样品差热图中的相变温度。

5. 注意事项

(1) 本实验采用饱和水溶液法（亦称共沉淀法）制备包合物，β-环糊精在 20℃时，在水中的溶解度为 18.5g/L，随着温度升高溶解度增大，在 40℃、60℃、80℃、100℃时的溶解度分别为 37g/L、80g/L、182g/L、256g/L。在实验过程中，应控制好温度。包合完成后降低温度，使其从水中析出。

(2) 包合率取决于环糊精的配比量以及包合时间，应按实验要求进行操作。

(3) 加入薄荷油后，烧杯上应以适当物品覆盖，以防薄荷油过度挥发。

(4) 提取薄荷油时，以提取量不再增加为提取完全的标志。

四、实验结果和讨论

(1) 绘制薄荷油 β-环糊精包合物的 TLC 图，并说明是否形成包合物。

(2) 计算薄荷油 β-环糊精包合物的含油率、收率及薄荷油利用率，记于表 8-11 中。

表 8-11　薄荷油 β-环糊精包合物的含油率、收率及薄荷油利用率

包合物含油率/%	包合物收率/%	薄荷油利用率/%

思考题

（1）包合物的制备方法有哪些？各种制备方法的关键是什么？

（2）环糊精有哪几种类型，本实验为什么选 β-环糊精作为包合材料，其有何特点？

（3）包合物有哪些特点？试举例说明包合物在药物制剂中的应用？

参考文献

[1]　毕殿洲.药剂学［M］.第 4 版.北京：人民卫生出版社，2003.

[2]　崔福德.药剂学［M］.第 7 版.北京：人民卫生出版社，2011.

[3]　张汝华.工业药剂学［M］.北京：中国医药科技出版社，1999.

[4]　潘卫三.工业药剂学［M］.北京：中国医药科技出版社，2010.

[5]　崔福德.药剂学实验指导［M］.第 3 版.北京：人民卫生出版社，2011.

[6]　陈章宝.药剂学实验教程［M］.北京：科学出版社，2015.

[7]　高建青.药剂学与工业药剂学实验指导［M］.杭州：浙江大学出版社，2012.

第九章 生物制药工艺学实验

Chapter 09

生物制药工艺学实验是结合了生物制药的理论与技术的重要实践性课程。目前，生物制药已成为现代制药工业发展的重要领域，在生物制药过程中，体现出许多结合生物技术和生物分离工程的新技术、新理论、新工艺。

第一节 细胞色素 C 的制备和含量测定

一、实验目的

（1）通过细胞色素 C 的制备，了解吸附、盐析和透析的一般原理和步骤。

（2）掌握细胞色素 C 的含量测定方法。

二、实验原理

细胞色素 C（cytochrome C）是细胞色素的一种，主要存在于线粒体中，在需氧最多的组织如心肌，微生物如酵母细胞中含量丰富。

细胞色素 C 为含铁卟啉的结合蛋白质，分子量约为 13000，蛋白质部分由 104个左右的氨基酸残基组成。细胞色素 C 可溶于水，在酸性水溶液中溶解度更大，故可自酸水中提取，制品可分为氧化和还原两种类型，前者溶于水后呈深红色，后者溶于水后呈桃红色。细胞色素 C 对温度、pH 变化均不敏感，但酸性物质（如：三氯乙酸和乙酸）可使之变性，引起部分失活。

吸附法（adsorption method）是指将样品中的生物活性物质或杂质吸附于适当的吸附剂上，利用吸附力的差异，用洗脱液洗脱，使目的物和其他物质分离，达到浓缩和纯化目的的方法。吸附法具有以下优点：操作简便、设备简单；有机溶剂用量少，较少引起生物活性物质的变性失活。由于吸附法简便快速，吸附剂价廉，故在大体积料液中提取含量较少的目的物时，更具有特殊的优越性。

本实验以猪心为实验材料，经过酸溶液提取，利用人造沸石吸附，以硫酸铵溶液洗脱和三氯乙酸沉淀等步骤制备细胞色素C，并用分光光度法测定其含量。

因细胞色素C是还原型与氧化型的混合物，在测定含量时要加入联二亚硫酸钠，使混合物中的氧化型细胞色素C转变为还原性。还原型细胞色素C的水溶液在波长520nm处有最大吸收值，根据这一特性，用分光光度计选一标准品，作出细胞色素C浓度和对应的吸光度值的标准曲线，然后根据所测溶液的吸光度值，由标准曲线的斜率求出所测样品的含量。

三、实验方法

1. 提取

取新鲜或冷冻猪心 $150\sim300g$，去除血块、脂肪和肌腱等，切成条状块并洗去血液，在绞肉机中绞碎（按猪心质量计算，收率 $66\%\sim70\%$）。称取心肌碎肉约 150g，加 1.5 倍量的蒸馏水，置于烧杯中搅拌均匀，用 1mol/L 硫酸调整 pH $3.5\sim4.0$，常温搅拌提取 2h 后，经数层纱布挤压过滤，收集滤液，用 1mol/L 氨水调 pH 6.2，离心，得提取液。滤渣再加等量蒸馏水同上法重复提取一次，合并两次提取液，$3000\sim4500r/min$ 离心 5min。

2. 纯化

（1）中和、吸附、洗脱 提取液加 1mol/L 氨水调 pH $7.2\sim7.5$，冰水浴静置 $20\sim30min$ 沉淀杂蛋白，出现浑浊后 4000r/min 离心 10min。吸取上层清液，每升提取液加 10g 细颗粒人造沸石，搅拌吸附 40min，静置，倾去上层清液，收集吸附细胞色素C的人造沸石，用蒸馏水洗涤 3 次，用 0.2%（质量体积分数）氯化钠溶液洗涤 4 次，再用约 5mL/min 蒸馏水洗至洗液澄清为止。过滤抽干，装入柱内，用 25%硫酸铵溶液以 1mL/min 流速约 10mL 洗脱，得洗脱液。

（2）盐析、浓缩、透析 洗脱液加入固体硫酸铵达到 45%饱和度，析出杂蛋白，过滤。收集透明液体，逐滴加入 20%三氯乙酸（25mL/L，按体积计算），边加边搅拌以析出细胞色素C沉淀，3000r/min 下离心 15min，收集沉淀。再将沉淀溶于约 10mL 蒸馏水中，装入透析袋中，用蒸馏水透析至无硫酸根为止，过滤得细胞色素C的粗品溶液。

（3）吸附、洗脱、透析 粗品溶液通过处理好的 AmberliteIRC-50（NH_4^+）树脂柱吸附，然后将树脂移入大烧杯中，水洗至澄清为止，再分别上柱，以 0.6mol/L 磷酸氢二钠-0.4mol/L 氯化钠溶液洗脱，洗脱速度约为 2mL/min。洗脱液用蒸馏水透析去离子，得细胞色素 C 的精制溶液。

3. 含量测定

测定含量时，样品中加入一定量的联二亚硫酸钠，将氧化型的细胞色素 C 转变为还原型。配制不低于 5 个浓度的标准品溶液，作出细胞色素 C 的浓度和吸光度的标准曲线，根据所测样品溶液的吸光度值，由标准曲线的方程求出所测样品的含量。

4. 注意事项

（1）人造沸石再生方法　先用蒸馏水洗去沸石上附着的硫酸铵，再用 0.2～0.3mol/L 氢氧化钠和 1mol/L 氯化钠混合液洗涤沸石成白色，最后用蒸馏水反复洗至 pH 7～8，即再生完成。

（2）树脂处理　取干 AmberliteIRC-50 树脂，蒸馏水洗涤后加 5 倍体积 1mol/L 氢氧化钠搅拌 2h，然后水洗至中性。加入 5 倍体积 1mol/L 盐酸处理 2h，再次水洗至中性，再用 pH 4.5 的 0.1mol/L 乙酸缓冲液平衡过夜。

思考题

（1）本实验中采用吸附法的原理及其优、缺点是什么？

（2）细胞色素 C 含量的测定步骤和方法。

第二节　酸醇提取法制备猪胰岛素

一、实验目的

（1）了解胰岛素的理化性质和其在制备方面的应用。

（2）熟悉酸醇提取法制备猪胰岛素的技术。

（3）掌握猪胰岛素的制备方法。

二、实验原理

胰岛素（insulin）是由动物胰腺中兰氏小岛 β-细胞分泌，具有调节血糖平衡以及降低血糖含量的作用。临床上主要用于治疗糖尿病，也是科学研究中研究蛋白质结构与功能的常用实验材料。天然胰岛素一共含有 51 个氨基酸，由 A、B 两条肽链组成，其中 A 链含 21 个氨基酸，B 链含 30 个氨基酸，两条肽链之间由两个二硫键连接，A 链的第 6 与第 11 位氨基酸之间还存在一个链内二硫键。人胰岛素的分子量为 5.734k，等电点为 pH5.6。在酸性（pH2.5～3.5）条件下较为稳定，在碱性溶液中不稳定，可形成钴、锌等胰岛素结晶。另外，胰岛素分子中酸性氨基酸较多，可与碱性蛋白结合，形成溶解度低、分子量大的碱性蛋白结合胰岛素。胰岛素晶体为正方形或偏斜方形六面体。胰岛素不溶于水以及乙醚和乙醇等有机溶剂，但易溶于稀酸和稀碱的水溶液，也能溶于酸性或碱性的稀乙醇和稀丙酮中。

胰岛素一般从动物胰腺中提取，除本实验介绍的酸醇提取减压浓缩法外，其生产方法还有分级提取锌沉淀法和磷酸钙凝胶、DEAE-纤维素及离子交换树脂吸附法。

三、实验方法

（1）提取 取冷冻胰脏组织 100g，并用匀浆机绞碎后加入 2.5 倍的 86%（质量分数）乙醇、5% 胰组织重的草酸（硫酸 pH 2.5～3.0）。在 10～15℃下搅拌提取 3h。过滤取上清液，滤渣再用 1 倍量 68% 乙醇和 0.4% 胰脏组织重的草酸及少许硫酸按上述方法提取 2h，合并乙醇提取液。

（2）碱化、酸化 不断搅拌提取液，并加入浓氨水调溶液 pH 8.0～8.4（液温 10～15℃），立即压滤或离心除去碱性杂蛋白。立刻向清液中加入 6mol/L 硫酸调 pH 3.4～3.8，降低温度至 0～5℃，静置 4h，充分沉淀酸性蛋白。

（3）减压浓缩 离心取上清液，30℃ 以下真空浓缩除去乙醇，至浓缩液相对密度为 1.04～1.06（为原来体积的 1/10～1/9）为止。

（4）去脂、盐析 将浓缩液转入烧杯中，并在 10min 以内加热至 50℃，随后立即以冰盐水冷却至 5℃，转至分液漏斗中，静置 3～4h，分离油层。分出下层水溶液（上层油脂可用少量蒸馏水洗涤回收胰岛素），调其 pH 2.3～2.5，在 20～25℃ 下搅拌，并加入 23%（质量体积分数）固体氯化钠盐析，静置数小时，盐析固体为粗品胰岛素（含水量约为 40%）。

（5）精制

① 除酸性蛋白 取粗制胰岛素，按其干重加入 7 倍量冷却的蒸馏水溶解，再加入 3 倍量的冷却丙酮（按粗品计），并用 2mol/L 氨水调 pH 4.2～4.3，然后按耗用的 2mol/L 氨水量补加丙酮，使溶液中水与丙酮的比例为 7：3。充分搅拌，4℃ 放置过夜，次日在 4℃ 以下用离心或过滤法将沉淀分离。

② 锌沉淀 以 2mol/L 氨水调滤液 pH 6.2～6.4，按溶液体积加入 3.6% 乙酸锌溶液（浓度为 20%），再用 2mol/L 氨水调 pH 6.0，低温放置过夜，次日以布氏

漏斗过滤，分离沉淀。

③ 结晶　经丙酮脱水后按每克精品（干重）加入2％柠檬酸50mL、6.5％乙酸锌2mL、丙酮16mL，并加冰水补充体积至100mL，置于4℃，用2mol/L氨水调pH 8.0，迅速过滤。滤液立即用10％柠檬酸调pH 6.0，然后补加丙酮，使整个溶液体系保持丙酮含量为16％。在10℃下缓慢搅拌2～5h后，放入4℃冰箱72h结晶，前48h内需用玻璃棒间歇搅拌，后24h静置不动，这一步骤关系到结晶的优劣。制得后，在显微镜下观察，外形为正方形或偏斜方形六面体结晶。离心收集结晶，并用毛刷小心刷去晶体上面所覆的灰黄色无定形沉淀，用蒸馏水或乙酸铵溶液洗涤，再用丙酮、乙醚脱水，离心后，在真空干燥箱中干燥，即得结晶胰岛素，每毫克效价应在25单位以上。

（6）检测　取适量的对照品及供试品，分别用0.01mol/L盐酸溶液制得40单位/毫升的溶液，进行HPLC检测，以C_{18}柱为分离柱（5μm）；柱温40℃；以0.1mol/L磷酸二氢钠溶液（用磷酸调pH 3.0）-乙腈（73∶27）或适宜比例的混合液（含0.1mol/L硫酸钠）为流动相；流速1mL/min；检测波长214nm。上样体积20μL，记录主峰的保留时间。

（7）效价测定　将效价确定的胰岛素标准品用0.01mol/L盐酸液配制成浓度为40U/mL、30U/mL、20U/mL、10U/mL、1U/mL和0.5U/mL溶液，作出标准曲线。样品原料以同样溶剂配制并稀释成1.5mol/mL溶液进样测定。样品主峰面积代入标准曲线，计算得效价。

思考题

（1）影响胰岛素活性（效价）的提取因素有哪些？如何提高提取率？

（2）制备猪胰岛素的实验原理及其应注意的问题。

第三节　酵母RNA的制备和单核苷酸的
离子交换柱色谱分析

一、实验目的

（1）学习稀碱法制备RNA的原理和方法（原料为酵母）。

（2）掌握离子交换法分离单核苷酸的原理和方法。

二、实验原理

工业上提取的 RNA 主要来自微生物。最常见的微生物（如酵母、百地霉等）均含有丰富的核酸资源。稀碱法和浓盐法由于成本较低，适于工业上大规模制备 RNA。稀碱法是通过稀氢氧化钠溶液使细胞壁变性裂解，然后用酸中和，除去菌体碎片，再将 pH 调至 RNA 的等电点（约 pH 2.5），沉淀 RNA，该法的缺点是所得 RNA 分子量较低。浓盐法是用高浓度盐溶液以及加热处理，使得细胞壁的通透性改变，最终核酸从细胞内被释放出来。

核酸经过水解可以产生各种核苷酸，利用核苷酸的可解离基团（第一磷酸基、含氮环上的—NH_2 和第二个磷酸基等）的解离常数和水解后的等电点差异可进行离子交换色谱分离。四种单核苷酸的解离常数和等电点见表 9-1。

表 9-1　四种单核苷酸的解离常数（pKa）和等电点（pI）

核苷酸	第一磷酸基(pKa$_1$)	含氮环(pKa$_2$)	第二磷酸基(pKa$_3$)	等电点(pI)
腺苷酸(AMP)	0.9	3.7	6.2	2.35
鸟苷酸(GMP)	0.7	2.4	6.1	1.55
胞苷酸(CMP)	0.8	4.5	6.3	2.65
尿苷酸(UMP)	1.0	—	6.4	—

在不同条件下，离子交换树脂对不同氨基酸的吸附能力存在差异，因此选择合适的离子交换树脂，控制吸附及洗脱的条件便可达到分离各种单核苷酸的目的。通过控制条件可使单核苷酸带上大量相应电荷，可增加离子交换树脂对单核苷酸的吸附力，常用的方法主要是通过调节 pH，使单核苷酸的一些基团（磷酸基、氨基、烯醇基）解离，同时减少上柱溶液的离子强度。洗脱时则应降低产物的电荷吸附量，方法通常是增加洗脱液中竞争性离子的强度，必要时也可通过提高温度减弱离子交换树脂对单核苷酸的非极性吸附力。

碱可将 RNA 水解成 2′-或 3′-核苷酸。利用阳离子交换树脂或阴离子交换树脂可分离得到单核苷酸。本实验利用碱型阴离子交换树脂（强碱型 201×8、强碱型 201×7、国产 717、Dowexl、AmberiteIRA-400 或 Zerolit FF），将各类单核苷酸分开，测定各类单核苷酸的紫外光谱吸收值，并计算其比值：OD_{250}/OD_{260}、OD_{280}/O_{260}、OD_{290}/OD_{280}，对照按标准比值表（表 9-2），可以确定核苷酸种类。

三、实验方法

1. RNA 的制备

取一定量的啤酒酵母，在 2~3℃ 条件下每天以蒸馏水洗涤一次，共洗 3~4 次，最后沉淀 1~2d。弃掉上清液，即可得到湿酵母。取湿酵母 10g，于培养皿内，105℃ 烤干，测定其含水量。所得样品一般为含水 15% 左右的酵母。

将上述样品加水调成 5%~10% 干重的菌悬液，加入浓氢氧化钠溶液，至氢氧化钠最终浓度为 1%。在 20℃ 下搅拌 30~45min（如室温较低，可以适当延长搅拌时间）。然后用 6mol/L 盐酸调 pH 7.0，再次搅拌约 10min 后迅速加热到 90℃，并保持 10min，通过冰浴，使其迅速降温到 10℃ 以下，低温静置 3~6d 沉淀蛋白质和酵母残渣，以滤纸缓慢吸出上清液。向下层浑浊液中加入 1/3 体积的蒸馏水，搅匀，静置过夜，3000r/min 离心 20min 后取上清液。将上述步骤操作所得的含 RNA 的上清液合并。

用 6mol/L 盐酸调 pH 至 RNA 的等电点（pH 2.5），4℃ 静置过夜，10000r/min 离心 10min，收集 RNA 沉淀，用适量 75% 乙醇洗涤二次，自然干燥。所得的 RNA 粗品，颜色微黄，产率为 4%~5%，RNA 含量通常可达到 60%~70%。

2. 单核苷酸的分离

（1）样品处理　取 20mg 步骤 1. RNA 粗品，溶于 2mL 0.3mol/L 氢氧化钾溶液中，置于 37℃ 水解 20h，水解结束后，以 2mol/L 过氯酸溶液调 pH 2.0，4000r/min 离心 10min，取上清液，以 2mol/L 氢氧化钠溶液调 pH 8.0，并通过 UV-分光光度计准确测定其含量，待用。

（2）离子交换柱的安装　取内径 1~1.5cm 的玻璃色谱柱，将处理好的强碱型阴离子交换树脂一次连续倒入柱内，使树脂自由沉降至柱底部，用一小片圆形滤纸盖在树脂平面上，缓慢放出液体，使液面降至略高于滤纸片面。（注意：液面不可低于树脂，防止空气进入树脂）。离子交换树脂柱床高度控制在 8~10cm。

（3）加样　将 RNA 水解液缓慢滴加到离子交换树脂柱上表面，待样品液面降至滤纸时，用 50mL 蒸馏水冲洗树脂柱（主要洗出核苷、碱基及其他不被树脂吸附的杂质）。

（4）核苷酸混合物的洗脱　收集步骤 2（3）洗脱液，测定其在 260nm 处的吸光度，待洗脱液无紫外吸收（吸光度值低于 0.02）时，即更换甲酸及甲酸钠溶液，作为洗脱液进行洗脱。

（5）洗脱体系　0.02mol/L 甲酸 500mL；0.15mol/L 甲酸 500mL；0.1mol/L 甲

酸-0.05mol/L 甲酸钠溶液（pH 4.44）500mL；0.1mol/L 甲酸-0.1mol/L 甲酸钠溶液（pH 3.74）500mL。用部分收集器收集流出液，流速 8mL/10min，8mL/管。

（6）对各部分洗脱液的分析　以相应洗脱液作为空白对照，测定各管溶液在 260nm 处的吸光度值，以洗脱液体积（或管数）为横坐标，吸光度值为纵坐标作图，分析各成分的波峰位置。

对照标准比值表的不同波长处的吸光度值（表 9-2）以及峰位置确定其核苷酸种类。由洗脱液的体积和它们在紫外的吸光度值，计算各种核苷酸的含量。

表 9-2　部分核苷酸的物理常数

核苷酸	分子量	pH 异构体	紫外吸收光谱性质							
			光系数		吸光度比值					
			$\varepsilon_{260} \times 10^{-3}$		OD_{250}/OD_{260}		OD_{280}/O_{260}		OD_{290}/OD_{280}	
			2	7	2	7	2	7	2	7
AMP	347.2	2'	14.5	15.5	0.85	0.8	0.23	0.15	0.038	0.009
		3'	14.5	15.3	0.85	0.8	0.23	0.15	0.038	0.009
		5'	14.5	15.3	0.85	0.8	0.22	0.15	0.03	0.009
GMP	363.2	2'	12.3	12.0	0.90	1.15	0.68	0.68	0.48	0.285
		3'	12.3	12.0	0.90	1.15	0.68	0.68	0.48	0.285
		5'	11.6	11.7	1.22	1.15	0.68	0.68	0.40	0.28
CMP	323.2	2'	6.9	7.75	0.48	0.86	1.83	0.86	1.22	0.26
		3'	6.9	7.6	0.46	0.84	2.00	0.93	1.45	0.30
		5'	6.3	7.4	0.46	0.84	2.00	0.99	1.55	0.30
UMP	324.2	2'	9.9	9.9	0.79	0.85	0.30	0.25	0.03	0.02
		3'	9.9	9.9	0.74	0.83	0.33	0.25	0.03	0.02
		5'	9.9	9.9	0.74	0.73	0.38	0.40	0.03	0.03

附：

强碱型阴离子交换树脂 201×8 的处理方法：首先用去离子水浸泡并除去细小颗粒；其次用 0.5mol/L 氢氧化钠溶液浸泡 1h（以除去碱溶性杂质）；然后用去离子水洗至 pH 7.0；再用 1mol/L 盐酸浸泡 0.5h（以除去酸溶性杂质）；再用去离子水洗至 pH 7.0，以 1mol/L 甲酸钠溶液浸泡，将树脂转换成甲酸型；树脂缓慢装入柱内后，继续用 1mol/L 甲酸钠溶液洗涤，直至用 1%硝酸银溶液检查时，流出液中不再含有氯离子；最后用 1mol/L 甲酸洗，直至 260nm 处吸光度值低于 0.02，并用蒸馏水洗至 pH 值接近 7.0，即可使用。

思考题

(1) 离子交换法分离单核苷酸的原理。

(2) 离子交换时常用的洗脱方式有哪些？各有何特点？

第四节　胰弹性蛋白酶的制备及活力测定

一、实验目的

(1) 学习弹性蛋白酶制备的方法。

(2) 掌握弹性蛋白酶活性测定的原理。

二、实验原理

弹性蛋白酶（elastase EC3.4.4.7），为肽链内切酶，又称胰肽酶 E，由于它可以专一性水解弹性蛋白，故又称为弹性水解酶。弹性蛋白酶为白色针状结晶，为含有 240 个氨基酸残基的单一肽链，分子量为 25900，等电点为 pH 9.5。其活性最适 pH 在 7.4～10.3，且该值随缓冲体系不同而略有差异，在 0.1mol/L 碳酸盐缓冲液中为 8.8。光吸收系数 $\varepsilon_{1cm}^{280nm} = 5.74 \times 10^4$，$E_{1cm}^{1\%}280nm = 22.2$（0.1mol/L 氢氧化钠）；$\varepsilon_{1cm}^{280nm} = 5.23 \times 10^4$，$E_{1cm}^{1\%}280nm = 20.2$（0.05mol/L pH8.0 乙酸钠）。

弹性蛋白酶结晶难溶于水，纯的弹性蛋白酶易溶于水和稀盐酸溶液（溶解度可达到 50mg/mL），在 pH 4.5 时溶解度较小，随着 pH 增加，溶解度逐渐提高。在 pH 4.0～10.5、20℃时，弹性蛋白酶较稳定，pH<6.0 时稳定性增加，冻干粉可于 5℃保存 6～12 个月，在 −10℃下可保存的时间更长。

弹性蛋白只有在弹性蛋白酶作用下才能水解，但弹性蛋白酶不仅能水解弹性蛋白，也可以水解血红蛋白、血纤维蛋白等。弹性蛋白酶抑制剂有很多，如 10^{-5}mol/L 硫酸铜、7×10^{-2}mol/L 氯化钠可抑制其 50% 的酶活力，硫酸铵、氰化钠、氯化钾、三氯化磷也具有类似作用，上述抑制作用一般为可逆反应。除此之外，大豆胰蛋白酶抑制剂、血清或肠内非透析物等对其活力也有抑制作用。另外，如硫代苹果酸、巯基琥珀酸、二异丙基氟代磷酸等化学试剂均对其有较强的抑制活性作用。

弹性蛋白酶在哺乳动物胰脏中广泛存在，弹性蛋白酶原在胰脏的腺泡组织中合成，经胰蛋白酶或肠激酶激活后才生成活性酶。本实验原料为新鲜猪胰脏，提取后用离子交换色谱法纯化，得到弹性蛋白酶。所得酶以刚果红弹性蛋白为底物，采用比色法测定其活力。

三、实验方法

1. 实验材料预处理

取冷冻胰脏，除掉脂肪，切成体积为 $1cm^3$ 小块。称取组织 100g，加入 50mL 乙酸缓冲液（含终浓度为 0.05mol/L 的氯化钙），用组织捣碎机搅碎，室温静置，活化备用。

2. 弹性蛋白酶提取

向预处理的材料中加入 200mL 0.1mol/L 乙酸缓冲液（pH 4.5），25℃机械搅拌 1.5h 进行提取。3000r/min 离心 15min，除去上层油脂及沉淀。用纱布过滤，弃残渣保留滤液。

3. 树脂吸附

向滤液中加 100mL 蒸馏水和 40g（干重）经处理的 AmberliteCG$_{50}$ 树脂，于 20～25℃搅拌吸附 2.5h。弃去上层液体，用蒸馏水洗涤树脂 5～6 次。

4. 解析

向树脂中加入 50mL 1mol/L 氯化铵溶液（pH 9.3），搅拌洗脱 1h。洗脱过程中，每 10min 测定一次 pH，整个过程保证 pH5.2～6.0，否则用氨水调节。将经布氏漏斗过滤的洗脱液调节 pH 至中性，然后冰浴 15min。

5. 成品收集

在 $-4℃$ 条件下加入 3 倍体积丙酮，边加边搅拌，加完继续搅拌 2min。低温静置 20min 后 3000r/min 离心 15min，收集沉淀，用 10 倍量的预冷丙酮分两次洗涤并离心，再用 5 倍量的乙醚洗涤一次并离心。然后置于真空干燥器内，用五氧化二磷干燥，得到弹性蛋白酶粉末，称重。

6. 活力测定

活力单位定义：在 pH 8.8 时，37℃条件下酶解 20min，将酶解得到的 1.0mg 刚果红弹性蛋白的酶用量定义为一个单位。

（1）标准曲线的制作　取 6 支试管按表 9-3 操作。

表 9-3　活力标准曲线测定

管号	1	2	3	4	5	0
刚果红弹性蛋白/mg	5	10	15	20	25	10
弹性酶液/mL	5	5	5	5	5	0
pH8.8 硼酸缓冲液/mL	—	—	—	—	—	5
	37℃水解 1h（间歇搅拌 30 次）					
pH6.6 磷酸缓冲液/mL	5	5	5	5	5	5
	3000r/min 离心 10min 后取上清液					
A（495nm）						

注：1. 需准确称量刚果红弹性蛋白。

2. 为保证标准液水解完全，酶的量必须是过量的。

（2）样品测定　于研钵中精确称取 5mg 左右样品（如效价高可适当减少），加入 5mL（先加入少量）pH 8.8 的硼酸缓冲液，研磨至固体完全溶解。吸取 1mL 置于大试管中，用上述缓冲液配制每毫升 5～10 单位酶活力的待测液，取 3 支试管按表 9-4 操作。

表 9-4　样品活力测定

管号	1	2	0
刚果红弹性蛋白/mg	6	6	3
pH 8.8 硼酸缓冲液/mL	4	4	5
待测酶液/mL	1	1	0
	37℃水解 20min（间歇搅拌 20 次以上）		
磷酸缓冲液/mL	5	5	5
	3000r/min 离心 10min 后取上清液		
A（495nm）			

取平均吸收值时先确定单位数，再由稀释倍数换算出弹性酶比活，最后折算总收率。

附：

树脂处理：取干 AmoerliteCG$_{50}$ 树脂，先用蒸馏水漂洗后加 5 倍体积 1mol/L 氢氧化钠并搅拌 2h，蒸馏水洗涤至中性；然后加 5 倍体积 1mol/L 盐酸处理 2h，再次以蒸馏水洗涤至中性；最后再用 0.1mol/L 乙酸缓冲液（pH4.5）平衡过夜。

思考题

（1）简述弹性蛋白酶制备的原理。

（2）弹性蛋白酶收率的影响因素有哪些？

第五节　PCR 扩增及琼脂糖凝胶电泳检测 DNA

一、实验目的

(1) 了解 PCR 扩增技术。

(2) 掌握琼脂糖凝胶电泳检测 DNA 的方法。

二、实验原理

聚合酶链式反应（polymerase chain reaction，PCR）可以在体外特异性扩增一段目的 DNA 片段。基本步骤为：首先将待扩增的模板 DNA 加热变性，使之成为单链，DNA 样品中，特异性的引物能够与模板互补的序列杂交，在 dNTPs 和 Taq 酶存在时，就可以合成模板 DNA 的互补链，反应完成后，反应混合物受热，DNA 双链再次变性，温度下降后，过量的引物开始第二轮的合成反应。这种延伸-变性-退火-延伸的循环可以重复多次，使所需要的 DNA 片段得到特异性的扩增。变性：加热至 94℃，使模板 DNA 变性，双链间的氢键断裂而形成两条单链。退火：降低溶液温度至 50～60℃，使模板 DNA 与引物按碱基互补配对原则结合。延伸：升高溶液反应温度至 72℃，DNA 聚合酶以单链 DNA 为模板，在引物的引导下，利用反应混合物中的 4 种脱氧核苷三磷酸（dNTPs），按 $5'{\rightarrow}3'$ 方向复制出互补 DNA。上述 3 步为一个循环，即高温变性、低温退火、中温延伸 3 个阶段。从理论上讲，每经过一个循环，样本中的 DNA 量应该增加一倍，新合成的 DNA 链又可作为新一轮循环的模板，经过 25～30 个循环后 DNA 可扩增 $10^6 \sim 10^9$ 倍。典型的 PCR 反应体系由如下组分组成：DNA 模板、反应缓冲液、dNTPs、$MgCl_2$、两个合成的 DNA 引物、耐热 Taq 聚合酶。

琼脂糖凝胶电泳是分离、纯化、鉴定 DNA 片段的典型实验方法，具有简便、快速的优点。DNA 片段琼脂糖凝胶电泳的原理与蛋白质的电泳原理基本相同，DNA 分子在高于其等电点的 pH 溶液中带负电荷，在电场中，DNA 分子通过介质向正极泳动。除电荷效应外，凝胶介质还具有分子筛效应，这种效应与分子大小及构象有关。对于线性 DNA 分子来说，其电场中的迁移率与其分子量的对数值成反比。在凝胶中加入少量溴化乙锭，其分子可插入 DNA 的碱基之间，形成一种光络化合物，在 254～365nm 波长紫外光照射下，呈现橘红色的荧光，因此可对分离的 DNA 进行检测。以溴酚蓝及二甲苯青（蓝）作为双色电泳指示剂。其目的有：增大样品浓度，确保 DNA 均匀浸入样品孔内；使样品呈现颜色，可以清晰观察到样品泳动情况；使操作更加便利。线性 DNA 片段分离的有效范围与琼脂糖凝胶浓度关系见表 9-5。

表 9-5 线性 DNA 片段分离的有效范围与琼脂糖凝胶浓度关系

琼脂糖凝胶的百分浓度/％	分离线状 DNA 分子的有效范围/kb
0.5	1～30
0.7	0.8～12
1.0	0.5～10
1.2	0.4～7
1.5	0.2～3
2.0	0.05～2

三、实验方法

(1) 将下列试剂放在冰盒上，配制 PCR 反应物溶液。

10μL	10×PCR 缓冲液
3.5μL	dNTPs
1.0μL	上游引物
1.0μL	下游引物
1.0μL	模板 DNA
0.5μL	Taq DNA 聚合酶
	加水到 20μL。

(2) 按以上顺序将溶液依次加入到无菌的 0.2mL PCR 管中。

(3) 振荡混匀，短时离心，使所有样品均聚集到管底。

(4) 将装有样品的 PCR 离心管插入 PCR 仪加热孔中，按下列的程序运行：95℃预变性 5min，35 个循环（94℃变性 30s，60℃退火 60s，72℃延伸 2min），72℃延长 10min。

(5) 制备琼脂糖凝胶。称取 0.7g 琼脂糖置于 200mL 烧杯中，加入 100mL1×TAE 稀释缓冲液，放在电炉上加热至琼脂糖全部熔化，取下摇匀，此为 0.7％琼脂糖（加热时应盖上封口膜，以减少水分蒸发）。待溶液冷却到 50～60℃，加入溴化乙锭，调节浓度为 0.5μg/mL。

(6) 将琼脂糖溶液倒入胶床上，放上梳子，梳子需距离电泳支架底部 1mm 左右。待凝胶完全凝聚后，小心拔出梳子，在装有电极缓冲液的电泳槽中放入支架，电极缓冲液应淹没凝胶。

(7) 滴加配好的缓冲溶液和 DNA 样品 5～10μg，混合均匀，用微量移液器加入样品槽中。点样端朝负极，通电，电压为 10V/cm。至溴酚蓝移到距边 1cm 处，取出凝胶，紫外灯下检测。

思考题

(1) PCR 技术的原理是什么？

(2) 本次实验中，DNA 在电场中的迁移率取决于哪些因素？

第六节　鱼油中不饱和脂肪酸 EPA 和 DHA 的制备

一、实验目的

(1) 掌握不饱和脂肪酸的制备原理及其方法。

(2) 学习不饱和脂肪酸的分析方法。

二、实验原理

鱼油的脂肪中，富含 ω-3 不饱和脂肪酸。鱼油中的特征成分为二十五碳五烯酸（eicosapentaenoic acid，EPA）和二十六碳六烯酸（docosahexaenoic acid，DHA），二者具有抑制血小板聚集、调血脂、提高生物膜液态性及抗衰老等生物活性，是人体的必需脂肪酸，临床上可用于治疗血栓型心脑血管病。EPA 和 DHA 分子中存在多个不饱和双键，极易被氧化。在酶和非酶条件（高温、氧、光、金属离子）下，都可加速它们的自身氧化，生成对人体有害的如醛、酮和烷氧化合物等聚合物。

鱼油中富含 DHA、EPA，目前国内外主要从鱼油中分离制备高度不饱和脂肪酸。制备的关键是对鱼油中 DHA、EPA 等不饱和脂肪酸（PUFA）进行分离，并去除色素、胆固醇、饱和脂肪酸等非必需成分。从鱼油中提取 EPA、DHA 的主要方法有：低温冷冻法、皂化-尿素包合法、尿素包合法、鱼油交酯化法、金属盐沉淀法、真空蒸馏法及超临界萃取法。因为其他方法受到产品纯度、生产成本、产品安全性等因素的限制，工业上的大规模制备，主要采用低温法和尿素包合法。

本实验采用低温冷冻法制备 DHA 和 EPA。

低温冷冻法是根据脂肪酸混合物在溶剂中溶解度的不同而达到分离目的。饱和脂肪酸溶解度较低，对于相同碳数的不饱和脂肪酸，随双键数的增加，溶解度增加，且低温条件下，这种溶解度的差异更加明显，所以在低温下将脂肪酸混合物溶于过冷溶剂中，通过过滤就可以除去其中大量的饱和脂肪酸和部分的不饱和脂肪酸。

三、实验方法

1. 鱼油的提取

以罐头用鲱鱼下脚料为原材料，称取原料 500g 搅碎，加半倍量水搅拌，用氢氧化钠溶液调 pH 8.5～9.0，边搅拌边加热到 85～90℃，保温 45min，加入 5%氯化钠溶液，搅拌至溶解，85～90℃下保温 15min，抽滤，趁热离心滤液，得鱼油。

2. EPA 和 DHA 的制备

（1）称取 50g 鱼油，加入 350mL 3%氢氧化钠-乙醇溶液，于 70～75℃恒温水浴，通入氮气回流 30min，然后室温下放置使部分脂肪酸晶体析出，用 150 目的筛布压滤，滤液于−28℃静置 12h 后再过滤，滤液加同体积的水并用 30%硫酸酸化，使其 pH 2～3，3000r/min 离心 10min，得上层脂肪酸 PUFA-1。

（2）称取 15g PUFA-1，加入 105mL 2%氢氧化钠-乙醇溶液，充分搅拌 15min，−28℃冷却 12h，过滤，滤液中加入少量水，用 30%硫酸调 pH 2～3，3000r/min 离心 10min，得上层脂肪主要成分为 EPA 和 DHA，为防止不饱和脂肪酸被氧化，加入 0.5%EDTA 或 5%甘露醇。

3. EPA 和 DHA 的含量测定

（1）样品的衍生化　称量适量样品，用三氟化硼-甲醇溶液进行衍生化，再用正己烷萃取。三氟化硼甲醇溶液的制备：将三氧化二硼和氟硼酸钠溶于浓硫酸并加热，生成三氟化硼气体，用已冷却的甲醇吸收即可制得。

（2）GC 色谱条件　色谱柱（2m×2mm），载体（Chromosorb Wawdmcs 80～100 目），固定液（DEGS3%），载气（氮气，30mL/min），汽化室温度 210℃，柱温 190℃，H_2 流速 30mL/min，空气流速 300mL/min，FID 检测器温度 210℃。

思考题

（1）低温冷冻法制备不饱和脂肪酸的原理是什么？

（2）EPA 和 DHA 的其他制备方法的优缺点？

参考文献

[1] 夏焕章，倪现朴，刘晓辉，等.生物技术制药实验指导 [M].沈阳：沈阳药科大学教材建设指导委员会，2001.

[2] 高向东，何书英，吕炜锋等.生物制药工艺学实验与指导 [M].北京：中国医药科技出版社，2008.